MAIGRIR
VITE *ET* BIEN

Dr JACQUES FRICKER

MAIGRIR VITE *ET* BIEN

avec le concours
d'Anne DEVILLE-CAVELLIN
pour les recettes

Odile
Jacob

15, RUE SOUFFLOT, 75005 PARIS

www.odilejacob.fr

ISBN 978-2-7381-2405-0

Sommaire

Avant-propos

Maigrir *vite*, c'est perdre rapidement du poids sur une période assez courte, de quelques semaines à quelques mois. Maigrir *bien*, c'est maigrir en conservant la forme et la santé, en se faisant plaisir puis en augmentant ses chances de se stabiliser.

Pour maigrir vite, la solution la plus simple serait... de ne rien manger du tout. Solution radicale, proposée à la fin des années 1950 aux États-Unis, et plus récemment en Europe. Solution tellement radicale qu'on y risque sa vie ! Les chercheurs américains avaient démontré à l'époque que le cœur risque de lâcher dès la fin de la première semaine de jeûne. En effet, les kilos perdus correspondent alors moins à de la graisse qu'à une fonte musculaire et à une altération des organes (cœur notamment mais également foie et reins). De plus, outre le risque cardiaque mortel (rare mais bien réel), le corps brûle moins d'énergie et les kilos reviennent au galop lorsqu'on se remet à manger.

Pour perdre de la graisse sans altérer pour autant son capital musculaire et ses organes, il est indispensable de manger chaque jour des aliments riches en protéines (viande, poisson, œufs notamment).

Sur ce mode, on a vu ces dernières années fleurir divers régimes exclusivement protéinés, à base de viande et de poisson comme le régime Dukan, ou à base de substituts protéinés. On se prive alors des fruits et des légumes, alors même que ceux-ci sont indispensables à la santé, au tonus et à la ligne :

ils participent à la prévention du cancer et des maladies cardio-vasculaires, rendent les repas plus savoureux, calment l'appétit et augmentent considérablement (de 30 à 50 %) les chances de stabiliser son poids après avoir maigri.

L'objectif de ce livre est de vous permettre de maigrir vite, bien et durablement en mangeant du poisson, de la viande, des œufs mais également de l'huile, des légumes, des yaourts et des fruits. Une sorte de régime rapide « méditerranéen ». Ce dernier a plusieurs atouts :

- il vous apporte les éléments nutritifs nécessaires à votre santé et à votre forme ;
- il se compose de vrais aliments, afin que vous ayez toujours plaisir à manger, car on n'entre pas en régime comme on irait dans une sorte d'hôpital pour maigrir en mangeant des sachets de protéines ;
- il est fait de vrais repas, ce qui vous permet de manger avec vos proches et de garder, dans votre vie de tous les jours, la dimension indispensable de la convivialité ;
- il vous fournit des solutions pour faire face aux diverses tentations qui pourraient émailler votre parcours ;
- il vous propose des recettes savoureuses simples à mettre en œuvre ;
- son équilibre et sa durée ne mettent pas en péril votre santé à long terme.

Le principal défi posé par les régimes rapides n'est pas de les suivre, mais de savoir comment en sortir, comment « atterrir » pour continuer à perdre du poids puis se stabiliser tout en mangeant plus copieusement. Pour y parvenir, laissez-vous guider dans la deuxième partie de cet ouvrage.

Ce livre est le fruit d'une longue pratique de la nutrition et d'une réflexion approfondie sur votre santé et vos aspirations.

Avec lui, vous disposez des éléments pour choisir ou non de maigrir vite, puis, en cas de réponse positive, pour réussir au mieux votre projet. Mais souvenez-vous : l'important est surtout de ne pas reprendre de poids après… Puissent ces pages vous y aider.

PREMIÈRE PARTIE

Je maigris vite

Vous souhaitez maigrir vite ? Le régime à grande vitesse propose une manière d'y parvenir sans mettre en péril votre santé, votre forme et vos chances de succès à long terme.

Maigrir à grande vitesse : les règles du jeu

Ce que doit m'apporter ma nourriture

Si vous avez décidé de maigrir vite, il va vous falloir être très attentif au choix des aliments, pour atteindre votre objectif et pour éviter toute carence préjudiciable. Voyons comment s'y prendre.

➤ *Des protéines avant tout*

Présentes dans chacune de nos cellules, les protéines jouent un double rôle essentiel au bon fonctionnement de notre organisme. D'une part, ce sont, en quelque sorte, les briques de notre corps : elles déterminent l'architecture et les particularités de nos organes et de nos muscles. D'autre part, on pourrait les comparer aux ordinateurs qui contrôlent l'activité d'une machine : elles gouvernent le bon fonctionnement et le développement de l'organisme (ce sont alors des hormones, des enzymes, des anticorps, etc.).

Chaque jour, une partie des protéines de notre corps sont détruites car moins performantes ; pour les remplacer, il nous est indispensable de consommer quotidiennement des aliments riches en protéines. En leur absence, les muscles fondent, et les organes s'épuisent progressivement. C'est le cerveau et surtout le cœur qui « trinquent » les premiers, avec des risques pour votre santé à court comme à long terme.

Votre régime à grande vitesse vous apportera donc une quantité importante de protéines, ni trop ni trop peu. Les chercheurs estiment que, avec cette sorte de régime, il est souhaitable d'avoir un apport entre 1,2 et 1,5 g de protéines par kilo de poids idéal. Cette formule quelque peu hermétique est traduite de façon pratique en portions d'aliments dans le chapitre suivant.

> Puisque vous souhaitez maigrir vite, c'est essentiellement à partir d'aliments riches en protéines, mais pauvres en calories, que je vous proposerai de couvrir vos besoins : les poissons, la plupart des volailles, les viandes peu grasses, les œufs, les yaourts et les fromages blancs.

C'est pourquoi je vous conseille vivement de consommer au déjeuner comme au dîner de la viande ou du poisson, et de prendre, au petit déjeuner également, une nourriture riche en protéines, que ce soient des produits laitiers ou, si vous êtes amateur, du jambon, de la viande froide ou des œufs.

➤ *Des légumes, pour ma réussite*

Manger des légumes en quantité importante sera un allié fort utile pour votre réussite, et ce pour plusieurs raisons :

- grâce à leur richesse en vitamines, en oligo-éléments et en autres nutriments de haute valeur nutritionnelle, ils vous permettront de rester en forme et en bonne santé ;
- grâce à leur richesse en fibres, ils faciliteront votre transit ;
- par l'effort de mastication qu'ils demandent ainsi que par le volume qu'ils prennent dans l'estomac, ils vous permettront d'être plus vite rassasié puis de le rester plus longtemps ;

• par le croquant ou le moelleux de leur texture, par la richesse de leurs variétés, ils vous procureront du plaisir et vous aideront à lutter contre la lassitude des menus répétitifs.

C'est pour toutes ces raisons que je vous conseille de consommer une quantité appréciable de légumes au déjeuner comme au dîner (au moins 400 g par jour) et de prendre un fruit au petit déjeuner ou dans la matinée.

➤ *De l'huile pour ma santé*

Dans ce régime, les huiles vont intervenir à plusieurs niveaux :

• par leur richesse en acides gras essentiels, indispensables à l'équilibre de nos cellules, elles concourent au bon fonctionnement du cerveau, à la fluidité du sang ainsi qu'à la beauté de la peau ;

• par l'onctuosité qu'elles apportent aux recettes et aux plats, par leur saveur parfois typée (notamment pour l'huile d'olive ou l'huile de noix), elles jouent un rôle important dans le plaisir à manger ;

• par leur action sur la vésicule biliaire, elles évitent la survenue de calculs de la vésicule, risque envisageable avec les régimes rapides dépourvus de matières grasses.

> C'est pourquoi je vous conseille vivement de ne pas chercher à trop « bien faire » et de ne pas éviter toute graisse dans votre alimentation, sous prétexte de maigrir plus vite. Il vous faut, au moins à l'un des deux repas, une cuillère à soupe d'huile ou, éventuellement, un autre corps gras : beurre, crème fraîche, margarine, etc. (voir page 48).

➤ *Des glucides, en très petites quantités*

Pour maigrir sur le long terme puis maintenir son nouveau poids, les glucides, notamment les glucides lents contenus dans les légumes secs et dans les aliments d'origine céréalière (pâtes, riz, semoule, pain, etc.), sont indispensables. Cependant, si vous souhaitez maigrir vite, il vous faudra limiter pendant quelques semaines votre apport d'aliments riches en glucides et bien les sélectionner. Ainsi, l'insuline (voir page 121) diminuera fortement dans votre sang et vous brûlerez plus facilement les graisses de votre corps ; celles-ci seront transformées par le foie en corps cétoniques, molécules énergétiques remplaçant les glucides au bout de quarante-huit heures de régime pour subvenir aux besoins des cellules de votre organisme.

> C'est pourquoi je vous conseille, pendant la période où vous suivrez ce régime à grande vitesse, de ne consommer ni pain, ni féculent, ni aliments sucrés : votre apport en glucides proviendra essentiellement des fruits, des légumes ainsi que des yaourts ou du fromage blanc.

➤ *Des saveurs sucrées pour le plaisir*

L'attirance pour les saveurs sucrées est innée : déjà dans l'utérus de sa mère, le fœtus l'exprime par une accélération de ses mouvements de déglutition lorsqu'on injecte une solution sucrée dans le liquide utérin où il baigne.

Pour garder le plaisir du sucré tout en perdant du poids, pour augmenter ainsi vos chances de réussite à long terme, vous pourrez profiter :

- des nombreux fruits, fruits d'été, fruits d'hiver, ou encore fruits exotiques ;
- des yaourts allégés aux fruits ;

– du miel ou de la confiture pour parfumer agréablement yaourts ou fromages blancs.

➤ *De l'eau, pour éliminer*

Lorsqu'on suit un régime rapide, le métabolisme de l'organisme s'accélère à certains niveaux, ce qui conduit à une augmentation de fabrication de déchets, notamment l'acide urique. L'accumulation de celui-ci dans le sang risque de conduire à des crises de goutte ou à des coliques néphrétiques, en particulier si vous y étiez préalablement sujet. Boire beaucoup dans la journée permet d'éliminer ces déchets et de réduire le risque de ce type d'accident.

> C'est pourquoi je vous recommande de boire au moins deux litres par jour, toutes boissons confondues (eau, thé, café, tisanes, etc.), en évitant bien sûr les boissons sucrées ainsi que les jus de fruits.

➤ *Du croquant et des saveurs, pour le plaisir*

L'un des principaux reproches émis par ceux qui ont essayé un régime purement protéiné (viande, poisson et œufs, sans aucun fruit ni légume) ou un régime à base de sachets de protéines (voir page 186) est la difficulté à tenir plusieurs jours sans mastiquer des aliments de consistances différentes, sans profiter des multiples saveurs des aliments. La présence d'une alimentation diversifiée réduit ce risque de lassitude.

> C'est pourquoi je vous conseille de manger de vrais aliments et non pas des substituts de repas, en variant vos achats et vos recettes afin de conjuguer rapidité de la perte de poids et plaisirs de la table.

➤ *Trois repas, pour conserver mes muscles*

Lorsqu'on suit un régime rapide, il est important de prendre trois repas par jour afin de perdre surtout de la graisse et de conserver au mieux ses muscles. Mais, comme vous le lirez plus loin, vous pouvez fort bien faire varier les horaires de ces repas en fonction de vos goûts et de vos habitudes.

➤ *De la souplesse, pour la simplicité*

Vous souhaitez maigrir vite, mais vous souhaitez ne pas perturber pour autant l'organisation de vos journées, vos rapports aux autres, vos repas en famille ou vos repas d'affaires.

Le fait de pouvoir composer vos menus à partir d'une large palette d'aliments, la possibilité de remplacer certains aliments par d'autres et d'utiliser des moyens simples pour réaliser une cuisine savoureuse seront d'une importance capitale si vous souhaitez prolonger un tel régime plusieurs semaines.

Les avantages du régime à grande vitesse

– Vous ne perdez pas la notion de plaisir grâce à une nourriture diversifiée constituée de vrais aliments.
– Au lieu de prendre tout seul dans votre coin des sachets de protéines ou un triste morceau de viande isolé, vous partagez de vrais repas avec vos proches.
– Vous ne changez pas vos habitudes de vie.
– Vous ne prenez pas de risque pour votre santé.
– Vous augmentez vos chances de réussite à long terme.
– Vous maigrissez vite…

C'est pourquoi je vous conseille… d'aller plus loin dans la lecture de cet ouvrage afin de mieux comprendre comment adapter les principes d'un régime à grande vitesse aux particularités de votre vie.

Quand commencer à suivre mon régime à grande vitesse

Lorsqu'on souhaite maigrir, et plus encore lorsqu'on veut que ce soit rapide, il est important de commencer son régime à un moment propice afin d'augmenter ses chances de « tenir le coup ». Choisissez donc une période où vous aurez l'esprit relativement libre pour consacrer une partie de votre énergie et de votre temps à la réalisation et au suivi de votre régime.

À l'inverse, différez votre projet si :

- vous avez de nombreux soucis professionnels et/ou personnels et, de ce fait, ressentez le besoin d'être réconforté par une nourriture roborative, riche en pain et en féculents, ainsi qu'en aliments sucrés comme les biscuits ou les pâtisseries ;
- vous entrez dans une période de sollicitations multiples (invitations, voyages, repas d'affaires difficiles à gérer, etc.) ;
- vous êtes sensible à la lumière et à la température extérieure, et que l'on se situe au milieu de l'automne ou en hiver : dans ce cas, les journées plus courtes et le froid extérieur risquent de vous inciter à manger de façon plus copieuse et plus classique que ne le voudrait un régime rapide.

Combien de temps suivre mon régime à grande vitesse

Ce régime rapide, je vous conseille de le suivre entre trois et huit semaines. En trois semaines, vous aurez déjà des résultats significatifs sur votre poids, résultats qui pourront vous encourager ensuite à continuer avec un régime plus agréable et plus convivial.

Un cas particulier : le régime à grande vitesse d'une semaine

Certaines personnes se contentent de suivre le régime à grande vitesse pendant une semaine à dix jours. Elles reprennent ainsi confiance en leurs capacités à maigrir et perdent ensuite régulièrement du poids avec un autre régime, même si c'est un peu plus lentement qu'avec celui-ci.

Cette perte de poids secondaire sera d'autant plus facilitée que le régime à grande vitesse, même suivi pendant une semaine, aura permis une amélioration du métabolisme du pancréas et de l'insuline ; cette amélioration rendra probablement plus efficaces les autres régimes, en particulier si vous souffrez d'un excès de poids important ou si celui-ci est surtout localisé au niveau du ventre.

À l'inverse, ne suivez pas ce régime à grande vitesse trop longtemps : à la longue, votre organisme se fatiguerait en raison de l'absence relative de glucides lents. D'autre part, vous risqueriez de vous sentir de plus en plus frustré. Je vous conseille donc de ne pas suivre le régime à grande vitesse plus de huit semaines, sauf avis médical.

Puis-je faire plusieurs régimes à grande vitesse ?

Ne pas suivre le régime à grande vitesse plus de huit semaines ne signifie pas que vous ne pourrez pas y revenir plus tard : si vous avez de nombreux kilos à perdre, il est tout à fait possible de suivre un tel régime quatre à huit semaines, puis de maigrir plus lentement avec un régime plus large (voir pages 77 à 100) pendant au moins un mois, pour reprendre ensuite le régime à grande vitesse pendant trois à huit semaines, etc.

Combien de kilos je peux perdre

Avec ce régime, les femmes perdent généralement entre 1 kg et 1,5 kg par semaine, les hommes entre 1,5 kg et 2,5 kg. Si vous menez une vie physiquement très active (marche ou sport), il est probable que l'amaigrissement sera encore plus rapide.

La première semaine vous paraîtra particulièrement enthousiasmante car vous perdrez sans doute 1 kg de plus que les chiffres indiqués plus haut. La raison en est qu'au début d'un régime pauvre en glucides lents l'organisme perd de la graisse, certes, mais également de l'eau. Ne vous inquiétez pas, cette perte est normale et ne comporte aucun danger, mais elle ne se reproduit pas ensuite ; ainsi, si vous perdez 2,5 kg à 3 kg la première semaine, ne soyez pas étonné si votre perte de poids est moins élevée dans les semaines qui suivent[1].

1. Lorsque vous recommencerez à manger de façon plus classique, vos muscles profiteront de l'arrivée des glucides lents pour refaire leurs réserves en énergie ; cette récupération s'accompagnera parallèlement de la récupération du kilo d'eau perdu. Aussi, si la première semaine du retour à une alimentation plus copieuse vous ne perdez pas de poids ou même si vous prenez quelques centaines de grammes,

Au total, en suivant ce régime pendant un mois, une femme peut espérer perdre 5 à 7 kg, et un homme 6 à 9.

Mais attention : ces chiffres sont des moyennes pour des personnes qui, en raison de leur mode de vie, parviennent aisément à suivre l'ensemble des diverses recommandations. Le rythme risque de s'avérer plus lent dans deux cas de figure. D'une part, certaines personnes ont la malchance d'avoir un métabolisme énergétique particulièrement bas : elles « brûlent » moins de calories, que ce soient pour des raisons génétiques, hormonales, liées à l'âge (on brûle de moins en moins à mesure que l'on avance en âge) ou encore liées au mode de vie (les personnes sédentaires « brûlent » moins que celles en perpétuel mouvement). D'autre part, il n'est pas toujours aisé de suivre un « régime » ou une « méthode » à la lettre, que ce soit pour des raisons pratiques (cantine, repas professionnels) ou psychologique (stress, anxiété, ennui…). Dans ce cas, ne vous en faites pas. Ne vous culpabilisez pas : faites au mieux en fonction de vos contraintes. Mieux vaut un projet réaliste que vous façonnez à votre image, selon votre mode de vie et vos goûts, qu'un régime suivi « à la lettre » qui vous gâche la vie. Vous aurez ainsi le plaisir de ne pas vivre votre régime comme une corvée, et augmenterez vos chances de réussite à long terme, stabilisation comprise.

Je ne diabolise aucun aliment

Dans ce régime à grande vitesse, je vous conseille certains aliments et vous en déconseille d'autres. Cela signifie que ces derniers ralentiraient votre perte de poids, mais non qu'ils

---

ne vous effrayez pas : cela est dû à ce phénomène qui ne dure qu'une semaine, et cela ne vous empêchera pas ensuite de continuer à perdre de la graisse et du poids de façon régulière.

soient de « mauvais » aliments. Aussi, ne vous culpabilisez pas si, au cours de votre régime, vous craquez pour l'un d'entre eux : sachez plutôt rétablir vite l'équilibre pour prolonger votre perte de poids rapide.

Le régime à grande vitesse en quelques mots

– Il est à base de viande, de poisson et de légumes, avec une petite quantité de matières grasses, des laitages et des fruits.
– Il consiste en trois repas quotidiens.
– Il dure au maximum huit semaines.
– En un mois, il permet généralement à une femme de perdre entre 5 et 7 kg, et à un homme entre 6 et 9 kg.

Je mange lentement

Pour bien digérer, pour éviter maux ou gonflements du ventre, il est souhaitable de manger lentement, de mastiquer vos bouchées avant de les avaler. C'est également important pour bien maigrir. Lorsque l'on mange trop vite, lorsqu'on avale sa nourriture sans même l'avoir mâchée, on ne laisse pas le temps aux mécanismes du rassasiement de se mettre en place, on mange trop.

Aussi, mâchez vos aliments, appréciez-les en bouche pour laisser le temps aux papilles du goût d'en percevoir les saveurs, posez vos couverts entre deux bouchées, émaillez vos repas de discussions avec les autres convives : vous n'en aurez que plus de plaisir, et vous n'en maigrirez que mieux.

Étape 1 : comment maigrir à grande vitesse

Comme vous allez vous en apercevoir, les menus proposés dans cet ouvrage vous apportent à chacun des trois repas, petit déjeuner, déjeuner et dîner :

- un aliment riche en protéines (produit laitier, viande ou poisson) indispensable au maintien de votre santé et de votre forme. N'en mangez si possible pas moins que les quantités proposées, car celles-ci ont été choisies de façon à vous assurer conjointement un maximum de perte de poids et une bonne santé. En revanche, vous pouvez, si vous le souhaitez, remplacer un aliment riche en protéines par un autre (voir page 53) ;
- des fruits à chaque repas, ainsi qu'au déjeuner et au dîner, des légumes choisis ; par leur richesse en vitamines et minéraux, par leur effet « coupe-faim », et, en vous obligeant à mastiquer, ils facilitent votre réussite à long terme.

Lorsque vous vous sentirez prêt, n'oubliez pas de respecter certaines précautions avant de vous engager dans votre régime (voir pages 155 à 165).

Mon petit déjeuner « grande vitesse »

Généralement, on maigrit plus facilement et en meilleure forme lorsqu'on prend un petit déjeuner. L'objectif est double :

• d'une part, revigorer vos cellules ; celles-ci, après une nuit de jeûne, ont besoin de vitamines, de minéraux et surtout de protéines ;
• d'autre part, faciliter le contrôle de votre appétit tout au long de la journée qui s'annonce. Chacun d'entre nous possède, au niveau du cerveau, un centre nerveux qui contrôle la prise de nourriture. Afin que ce contrôle se déroule au mieux au cours de votre régime, il est souhaitable de manger dans les heures qui suivent le réveil.

Votre petit déjeuner comportera :

– *un à trois produits laitiers*, pour le calcium et surtout pour les protéines,
– *un ou deux fruits*, pour les fibres, les vitamines et les minéraux.

En revanche, vous ne mangerez ni pain ni céréales.

➤ *Les produits laitiers, pour les protéines et le calcium*

Prendre des aliments riches en protéines au petit déjeuner sera bénéfique pour votre corps et vous calera mieux pour la matinée. Une bonne solution consiste à prendre des produits laitiers puisque, outre les protéines, ceux-ci vous apporteront du calcium, important pour les os et les dents. Pour maigrir plus vite, choisissez-les pauvres en matières grasses : le choix ne manque pas (voir encadrés suivants). En ce qui concerne les yaourts nature ou le fromage blanc, agrémentez-les, selon vos goûts, d'un édulcorant, de miel ou de confiture (voir page 35). Quant à la quantité de laitages (un, deux ou trois), à vous de choisir chaque matin en fonction de votre appétit.

Les produits laitiers à privilégier[1]

Un yaourt nature ordinaire, le « basique » et le moins cher : sa composition nutritionnelle est tout à fait excellente : Danone nature, Yoplait nature, yaourts nature (Mennel), yaourts nature (Monoprix), yaourts nature (U), etc.

Les yaourts nature au bifidus : BIO de Danone, BA, etc.

Un yaourt à 0 % de matière grasse, que vous pourrez prendre, selon vos goûts et l'inspiration du moment, nature ou aux fruits : Taillefine nature 0 % (Danone), Yoplait nature Oligo 0 %, Sveltesse nature 0 % (Yoplait), BA nature 0 %, Finesse 0 % (Monoprix la Forme), etc.

Taillefine aux fruits (pruneaux, poires, pêches, cerises, framboises, etc.) (Danone), Sveltesse fruits du soleil (Nestlé), Sveltesse pulpe de fruits (Nestlé), Sveltesse Vita-Mine 0 % (Nestlé), Sveltesse fruits du marché 0 % (Nestlé), Sveltesse saveur vanille 0 % (Nestlé), Sveltesse fruits et fibres 0 % (Nestlé), Panier de Yoplait 0 % (fruits jaunes et fruits rouges), BA brassé aux fruits 0 %, BA brassé saveur vanille 0 %, Brassés aux fruits 0 % (Auchan), etc.

Vous éviterez les yaourts à 0 % de Weight Watchers et les Taillefine 0 % fruits et céréales (Danone) : ils sont riches en sucres, ce qui n'est pas souhaitable dans cette phase rapide.

Un pot de 100 g de fromage blanc nature, à 0 % ou à 20 % de matière grasse, ou encore trois belles cuillères à soupe.

1. Chacune de ces portions représente *un* produit laitier. Au cours de l'étape « grande vitesse », prenez-en deux à quatre, au petit déjeuner ou dans la matinée et un ou deux au cours de l'étape « pleine forme ».

100 g de fromage blanc aromatisé à 0 % de matière grasse : Fromage blanc sur fruits Calin 0 % (Yoplait), Sveltesse Velours 0 % nature ou saveur vanille (Nestlé), etc.
Vous éviterez les fromages blancs à 0 % de Weight Watchers (mousse au fromage blanc sur fruits) et les Taillefine 0,4 % mousse au fromage blanc sur fruits (Danone), trop riches en sucres.
Un grand verre (250 ml) *de lait demi-écrémé ou de lait fermenté* : Yorik (Yoplait), lait ribot (Bridel), lait fermenté (Chergui).

Si vous êtes « allergique » au lait et aux produits laitiers, si vous ne les appréciez pas ou, tout simplement, si vous souhaitez varier, tournez-vous vers d'autres aliments riches en protéines. Vous pouvez remplacer chaque laitage par :

- *un œuf, à la coque, dur ou au plat* cuit dans une poêle anti-adhésive sans ajout de matière grasse,
- ou *une tranche de jambon cuit ou de bacon* découenné et dégraissé,
- ou *un morceau de viande froide ou de poulet froid* d'environ 50 g.

N'hésitez pas non plus, si vous en avez envie, à panacher, par exemple un œuf sur le plat et une tranche de bacon puis un yaourt.

Pourquoi les yaourts à 5 % MG sont-ils plus gras que le fromage blanc à 20 % MG ?

La réglementation en termes d'étiquetage précisait que le pourcentage de matières grasses affiché sur les fromages blancs doit être calculé sur l'extrait sec (tout ce qui, dans un aliment, n'est pas de l'eau) ; 100 g de fromage blanc à 20 % MG contenant

17 % d'extrait sec, il en résulte qu'il contient en réalité environ 3 g de matières grasses pour 100 g de produit fini.
La réglementation sur les yaourts ou les laits fermentés est différente : le pourcentage de matières grasses affiché est calculé sur le poids total du produit et non sur son poids sec. Un yaourt à 5 % MG d'une contenance de 125 g vous apportera donc 6 g de matières grasses, soit le double de 100 g de fromage blanc à 20 % de MG.
La nouvelle réglementation autorise à présent les producteurs de fromage blanc à communiquer sur la teneur en MG pour 100 g de produit fini. Le fromage blanc anciennement étiqueté à 20 % MG (sur extrait sec) l'est à présent à 3 % sur le produit fini, tout en ayant strictement le même contenu réel en MG.

Les produits laitiers à éviter

Certains produits laitiers sont à éviter parce que trop gras et/ou trop sucrés :

- *Les yaourts au lait entier*, trois à cinq fois plus riches en matière grasse que les yaourts nature classiques : La laitière de Nestlé, crème de yaourt de Danone, mousse au yaourt de Danone, yaourts au lait de brebis Ladhuie, yaourts au lait entier biologiques Vrai, yaourts au lait entier (Monoprix), yaourts au lait entier (Eléa), etc.
- *Les laits fermentés* à 6 ou 10 % de matière grasse, qui sont en fait deux ou trois fois plus riches en graisses que les fromages blancs à 20 % de matière grasse : Fjord de Danone, Gervita de Danone, etc.
- *Les fromages blancs*, les petits suisses et les fromages en faisselle à 40 % de matière grasse.
- *Les yaourts « grecs »*, cinq fois plus riches en matière grasse que les yaourts nature ordinaires.

– *Les yaourts au goût bulgare*, environ deux fois plus gras que les yaourts classiques : Velouté de Danone, Kremly de Nestlé, les Brassés nature Eléa, yaourts brassés biologiques Vrai, yaourts brassés (Monoprix), etc.
– *Les yaourts à 0 %* de Weight Watchers, trop riches en sucre.
– *Le « cottage cheese »* (dans les magasins anglais), trois fois plus gras que les yaourts ordinaires. Préférez-le sous une forme allégée à 1 % de matière grasse.
– *Les yaourts non allégés aux fruits*, parfois à base de lait entier et souvent très sucrés : BA fruits du soleil ou fruits du verger, Danone et Fruits, Yaourt gourmand (Mamie Nova), Savoie Yaourt, Yaourt sur Fruits (Yoplait), Panier de Yoplait, Velouté pulpe de fruits (Danone), Yoco (Nestlé), LC1 pulpe de fruits (Nestlé), mousse au yoghourt et aux fruits (Danone), Frutos (Yoplait), yaourts aux fruits biologiques (Vrai), fromage blanc moulé et coulis de framboises ou de mûres (Senoble), yaourts aromatisés au lait entier (Monoprix), etc.

➤ *Les fruits, pour les fibres et les vitamines*

Vous n'avez peut-être pas l'habitude de prendre un fruit de bon matin ; pourtant, son intérêt est réel pour maigrir plus facilement et entretenir votre santé.

Choisissez le ou les fruits que vous souhaitez parmi les portions ci-dessous :

– une pomme, une poire, une orange, une pêche ou une nectarine,
– deux kiwis ou deux mandarines,
– un bol de fraises, de framboises, de cassis ou de groseilles,
– trois abricots ou trois prunes,
– une petite banane (ou la moitié d'une grosse),

– une poignée de cerises ou de mirabelles,
– un demi-melon ou une belle tranche de pastèque,
– un demi-pamplemousse ou une demi-mangue,
– deux fines tranches (ou un quart) d'ananas,
– quatre à cinq litchis ou un kaki,
– une petite grappe de raisin (qui tient dans la main).

La consommation d'une portion ou deux de fruits parmi celles définies plus haut vous permettra d'être mieux rassasié et d'apporter à votre organisme des éléments nutritifs protecteurs dès le début de la journée. Si vous avez très faim, ou si vous aimez beaucoup les fruits, faites-vous plaisir, prenez-en donc deux portions.

Des fruits plutôt que du jus de fruits ou des compotes

Évitez de boire un jus de fruits, même si vous le pressez vous-même. Qu'il soit fait maison ou acheté en bouteille, le jus de fruits a l'inconvénient d'être trop vite digéré et de moins caler l'appétit qu'un fruit frais entier. Il vous sera nettement plus bénéfique, par exemple, de manger une orange que de boire un jus d'orange.

Même chose pour les compotes, mais à un degré moindre : leur consistance mixée et fluide les rend moins rassasiantes et moins utiles pour maigrir vite qu'un fruit à croquer.

Manger votre fruit à la croque ou au couteau ? À vous de choisir. Vous pouvez également le couper en morceaux dans votre yaourt ou votre fromage blanc pour réaliser de savoureux mélanges fruits-laitages surtout si vous ajoutez une nouvelle cuillère à café de miel ou de confiture (voir page 35).

Pourquoi ne pas essayer des framboises ou des morceaux de pêche avec votre yaourt, ou encore une banane coupée en rondelles ou écrasée avec du fromage blanc ? Si vous avez le temps, et l'envie, vous pouvez également vous préparer des fruits pochés ou des fruits au four comme une pomme avec un peu de cannelle, mais sans sucre.

Contrairement à une idée reçue, la banane est un fruit qui peut vous aider dans votre projet d'amaigrissement, car elle cale bien l'appétit et procure une énergie qui se transforme peu en graisse dans l'organisme.

> Vous pouvez consommer ce fruit au milieu de la matinée si vous n'en avez pas envie au petit déjeuner ; et si vraiment il ne « passe pas », même dans la matinée, réservez-le pour le dessert à midi ou le soir, ou encore pour votre goûter.

➤ *Une boisson*

Boire le matin présente au moins deux avantages :

- nettoyer votre organisme, qui en a besoin après une nuit passée généralement sans boire. De jour comme de nuit, le corps fabrique des déchets et des toxines, et ce de façon plus nette lors d'une perte de poids rapide. La meilleure façon de les éliminer est de boire : cela facilite leur évacuation dans les urines ;
- caler votre appétit : en distendant l'estomac, les boissons participent aux mécanismes qui font que l'on se sent rassasié après un repas.

Une première bonne habitude à prendre : boire un verre d'eau fraîche au lever.

Ensuite, pour le petit déjeuner proprement dit, choisissez selon vos goûts du café, du thé, du lait au cacao (non sucré) ou autre chicorée, etc. Évitez d'y ajouter du « vrai » sucre : appréciez la saveur « pure » d'un bon thé ou d'un bon café. Si vous avez du mal à apprécier votre boisson chaude telle quelle, prenez un édulcorant.

La famille des édulcorants

Alors que le classique sucre de table, en poudre ou en morceaux, blanc ou roux, est riche en calories, les édulcorants procurent une saveur sucrée sans apporter autant d'énergie. Les aliments qui les emploient à la place du sucre présentent sur leur emballage la mention « light » (ce qui signifie « léger » en anglais) ou « sans sucre ». Les édulcorants sont également utilisables sous forme de poudre ou de comprimés, que chacun peut ajouter à ses boissons ou à ses desserts.

Il existe plusieurs sortes d'édulcorants :

- Le sorbitol, le xylitol ou le mannitol servent surtout pour alléger les bonbons ou les chewing-gums ; sur les emballages, ils figurent parfois sous l'appellation globale de « polyols ». L'emballage précise également que le bonbon ou le chewing-gum est « sans sucre », mais cette appellation est trompeuse car, en fait, ces édulcorants apportent 2,4 calories par gramme, soit une teneur qui est certes plus basse que celle du sucre classique (4 calories environ), mais qui n'est pas pour autant négligeable. La consommation régulière de bonbons, de pastilles ou de chewing-gums sucrés aux polyols est donc déconseillée lorsqu'on souhaite maigrir.
- La saccharine et l'aspartame n'apportent quasiment aucune calorie. Ils sont présents dans les boissons « light » ainsi que dans certains laitages aux fruits (yaourts ou fromages blancs) allégés. Ils existent aussi en poudre ou en morceaux :

  Aspartam : Canderel, Bon Suc Krüger, Happy Farmer (Auchan), Sucrin, Form'U (Super U), Carte Blanche, etc.

  Aspartame + acesulfam K : Kara de Pouss'suc, etc.

  Saccharine : Sucrédulcor, Skun Suc, Sun Suc, etc.

Sucre ou édulcorants ?
Et pourquoi pas miel ou confiture ?

– Pour maigrir, optez pour les édulcorants, mais sans en exagérer la consommation. Évitez le sucre ou les mélanges sucre-édulcorant comme le Tutti free. Pour donner plus de saveur à un yaourt nature ou à un fromage blanc, un bon conseil : mélangez-y une très bonne confiture ou un miel fluide (acacia, sapin, châtaignier), mais sans dépasser une belle cuillère à café par laitage.

– Ensuite, pour vous stabiliser, sucrez plutôt vos boissons (thé, café) avec un édulcorant. Pour les yaourts, le fromage blanc ou les autres desserts, prenez de façon raisonnable, du « vrai sucre » (ou du miel ou de la confiture).

– Au cours des deux périodes (amaigrissement puis stabilisation), apprenez à apprécier la saveur de certains aliments ou boissons sans sucre ni édulcorant : l'arôme d'un très bon café ou d'un thé Darjeeling ne nécessite pas l'adjonction de sucre ; même chose pour une coupe de fraises ou de framboises.

Si vous prenez un grand bol de lait (200 à 250 ml, soit près d'un quart de litre de lait) agrémenté de café ou de cacao en poudre, votre boisson compte pour un produit laitier : vous pouvez prendre alors, selon votre appétit, un ou deux autres produits laitiers supplémentaires. En revanche, si vous vous contentez de mettre un nuage de lait dans votre tasse de café ou de thé, vous pouvez aller jusqu'à trois produits laitiers… au cas où vous auriez très faim.

Contrairement à une idée reçue, le café au lait n'est pas mauvais pour la santé et ne fait pas grossir. Certes, le café ralentit légèrement la digestion des matières grasses du lait ; ce phénomène n'est pas nocif, mais il rend chez certains la digestion un peu « lourde ». Si c'est votre cas, deux solutions : prendre autre chose que du café avec votre bol de lait demi-écrémé ou choisir le lait totalement écrémé avec votre café.

Le thé a l'avantage de se boire facilement en plus grandes quantités que le café, il « écœure » moins. C'est donc un bon moyen de se faire plaisir sans aucun risque pour la ligne, si tant est que l'on en apprécie la saveur… Préférez le thé en vrac plutôt que le thé en sachets, il est généralement nettement plus savoureux sans être plus cher.

Un bon chocolat chaud sans sucre

– Faites chauffer la quantité de lait désirée (dans une casserole ou au four à micro-ondes).
– Mettre le cacao non sucré dans un bol.
– Quand le lait est bien chaud, versez-le lentement sur le cacao en mélangeant en même temps pour bien dissoudre les petits grumeaux de cacao.
– Sucrez ensuite avec un édulcorant de synthèse selon votre goût (Canderel ou autre).

➤ *À quelle heure ?*

Contrairement à une idée bien ancrée, vous n'êtes pas obligé de prendre votre petit déjeuner au saut du lit. Lorsqu'on se réveille à 5 heures du matin pour partir travailler une demi-heure plus tard, il est normal que l'on n'ait ni le temps ni l'envie de manger avant de partir. Lorsqu'il faut préparer toute sa petite famille, habiller les enfants puis les faire manger avant de les emmener à l'école, il n'est pas facile non plus de trouver le temps de petit déjeuner. Enfin, certains d'entre vous préféreront profiter d'un quart d'heure supplémentaire dans leur lit puis partir le ventre vide plutôt que prendre, sans plaisir, leur petit déjeuner.

Si vous n'avez pas faim au réveil, ne vous sentez pas obligé de forcer votre nature. L'important est de manger dans les trois ou quatre heures qui suivent le lever, mais cela peut être aussi bien chez vous que pendant votre déplacement ou encore sur votre lieu de travail.

Pour ceux qui n'ont pas faim (ou pas le temps) le matin

– *Si vous n'avez pas le temps de manger* avant d'aller travailler, vous pouvez très bien emporter avec vous un yaourt et un fruit et les consommer en milieu de matinée tout en prenant un thé ou un café à la cafétéria ou au distributeur automatique.

– *Autre solution, vous pouvez partager votre petit déjeuner en deux.* Par exemple, vous prenez chez vous un bol de lait avec du café ou du cacao sans sucre, puis, dans la matinée, un fruit avec un ou deux yaourts. Je vous recommande cette astuce si vous souffrez de fringales une heure ou deux avant le déjeuner : vous serez ainsi plus en forme et parviendrez à mieux contrôler votre appétit au cours de cette journée.

– *Si vous vous levez tard*, le week-end par exemple, et si le déjeuner de mi-journée est prévu dans les deux heures qui suivent votre réveil, vous pouvez très bien ne rien prendre au petit déjeuner. N'oubliez pas cependant de boire, de beaucoup boire : eau, thé, café, etc.

– *Si vous avez dîné la veille au soir à une heure tardive*, par exemple après une pièce de théâtre ou une séance de cinéma, vous n'aurez peut-être pas encore fini de digérer votre dîner à l'heure du petit déjeuner ; dans ce cas également, vous pouvez ne rien manger, mais n'oubliez pas de boire.

➤ *Si vous ne concevez pas un petit déjeuner sans tartines*

Vous faites peut-être partie de ceux qui ont beaucoup de mal à démarrer la journée s'ils n'ont pas croqué une bonne tartine de pain. Dans ce cas, votre petit déjeuner sera différent de celui proposé plus haut, mais suivez bien les conseils ci-dessous afin que cette « faveur » ralentisse le moins possible votre perte de poids :

• Le choix du pain : vous choisirez un *pain issu de farines peu raffinées et riche en fibres*, notamment un pain aux céréales, un pain intégral ou un pain de seigle. Vous le choisirez dans une boulangerie, car les pains industriels sous Cellophane contiennent généralement du sucre ou des matières grasses. Vous le choisirez compact et dense, car ainsi il vous rassasiera mieux et perturbera moins votre pancréas, ce qui est important dans cette phase d'amaigrissement très rapide.

• Quelles quantités ? Vous prendrez *40 à 60 g de pain*, soit *environ deux tranches, avec 10 g de beurre allégé* (soit deux noisettes ou encore deux cuillères à café rases, manière peu élégante mais fort pratique pour bien doser le beurre). Vous pouvez également, si vous le préférez, prendre du beurre classique, mais en quantité deux fois moindre, c'est-à-dire 5 g ou une cuillère à café rase.

• Avec vos tartines, prenez un aliment riche en protéines animales : soit un produit laitier (voir page 27), soit une tranche de jambon de Paris, ou encore un œuf cuit sans matière grasse.

• En revanche, vous ne prendrez pas de fruit puisque, avec le pain, vous aurez déjà un apport en fibres et en glucides.

Régime « grande vitesse » : mon déjeuner et mon dîner

Ces deux repas comporteront :
- de la viande ou du poisson, pour le fer, le zinc, la vitamine B12 et surtout pour les protéines,
- des légumes, pour les fibres, les vitamines et les minéraux,
- de l'huile, pour votre santé et votre plaisir.

Chacun de ces deux repas sera donc centré sur un plat principal (plat chaud ou salade mixte, au choix), qui associe des légumes à de la viande ou du poisson. En revanche, vous éviterez le pain et les féculents au cours de cette étape. Si vous en avez envie, vous pouvez faire précéder ce plat d'une entrée composée de légumes, sous la forme d'une assiette de crudités ou d'un potage.

Vous maigrirez plus vite si vous pouvez vous contenter de cette entrée et du plat principal ; mais si vous ressentez le besoin de finir votre repas par une note « dessert », prenez un laitage et/ou un fruit : vous ne faites pas la course, et mieux vaut sans doute perdre du poids un tout petit peu plus lentement mais sans frustration.

➤ *Une entrée, facultative*

Vous êtes libre de prendre ou non une entrée. Si vous en prenez, n'hésitez pas à les varier selon les jours et vos envies.

Si entrée il y a, il est nécessaire qu'elle ne comporte ni féculent, ni matière grasse ; cela signifie que vous la confectionnerez à base de légumes, que ce soit sous la forme de crudités ou d'un potage. Vous pourrez en consommer autant que vous le souhaiterez.

Les crudités

Les crudités sont des légumes consommés sous leur forme crue (voir page 47 pour la liste des légumes). Vous pouvez manger ces crudités :

- soit *« à la croque au sel »*, tels des tomates ou des radis, avec du sel ou du poivre mais sans matière grasse, c'est-à-dire sans beurre ni huile,
- soit *sous la forme d'une salade*, mais alors vous ne mettrez pas d'huile dans la sauce. Cela ne vous empêche pas, bien au contraire, de l'assaisonner avec du vinaigre, du citron, de la sauce soja, du yaourt à 0 % de matières grasses, des herbes, de la moutarde (confectionnée sans huile, lisez bien l'étiquette), etc.

Les potages

Le potage de légumes aura l'intérêt de bien vous caler si vous avez peur d'avoir faim :

- Vous mettrez dans votre potage tous les légumes que vous souhaitez parmi ceux proposés page 47, mais aucun féculent, c'est-à-dire ni pomme de terre, ni pâtes, ni riz, ni tapioca, ni pois, etc.
- Vous n'ajouterez pas non plus de matières grasses, c'est-à-dire ni beurre, ni crème, ni margarine, ni huile.

Éloge du potage avec morceaux

Tous les potages de légumes ne calment pas l'appétit de la même manière. Les plus efficaces sont les potages dont les légumes ne sont pas mixés, mais encore en morceaux. Lorsque les légumes sont mixés, ce qui est généralement le cas avec les potages surgelés, ils restent rassasiants, même si l'effet est moins net. En revanche, le simple bouillon de légumes a peu d'intérêt.

Vous pouvez consommer votre potage chaud ou froid. En été, pensez au gaspacho ou à d'autres potages à déguster froids ou glacés : ils sont délicieux, très sains et vous aideront vraiment à maigrir.

Si vous en avez le temps et l'envie, préparez vous-même votre potage : c'est sans doute ainsi qu'il sera le plus savoureux. Mais n'hésitez pas à goûter certains potages surgelés, si tant est que vous choisissiez les variétés sans pomme de terre ni féculent, sans crème ni autre matière grasse. En cherchant bien dans les rayons de votre magasin habituel, vous en trouverez bien quelques-uns : Picard, par exemple, propose sous la marque « Mieux être » (sans sel : à vous ensuite de saler légèrement si vous préférez) un gaspacho, un potage tomate et basilic, ou un potage de légumes.

En revanche, évitez la plupart des potages en sachet ou des potages en brique. Ils ne présentent aucun risque pour la santé, mais pour votre projet d'amaigrissement, ils ont l'inconvénient de contenir soit trop de sel, soit de la crème, soit des pommes de terre, soit de l'amidon de maïs. Par contre, si de nouveaux produits apparaissent et que vous en trouviez certains sans matière grasse ni féculent et peu salés, vous pourrez bien sûr les essayer. Par exemple, les potages *Sveltesse* (en sachet) ou *Knorr ligne* (en brique) correspondent la plupart du temps à ce profil.

Pour qui l'entrée est-elle intéressante ?

En dehors du plaisir partagé d'une entrée bien préparée et bien servie, c'est surtout dans les circonstances suivantes que l'entrée aura un intérêt pour vous :

- si vous êtes habitué à prendre un repas avec plusieurs plats, dont une entrée, il serait frustrant de vous en passer ;
- si vos proches consomment de la charcuterie ou une autre entrée, il serait triste de rester « sur la touche » ; prévoyez conjointement une salade qui vous permettra de partager de façon agréable ce moment avec eux ;

• si vous avez besoin d'avoir l'estomac bien rempli pour vous sentir rassasié, l'entrée, que ce soit un potage ou une crudité, permet de mieux tenir le coup.

Si une salade sans huile ou un potage sans crème vous paraissent particulièrement fades, sachez que vous pouvez fort bien consommer avec l'entrée la quantité de matières grasses proposée avec le plat principal (voir ci-dessous) ; il vous suffira dans ce cas de prendre un plat principal sans matière grasse. Par exemple, une salade frisée avec de l'huile en entrée, puis un plat principal avec du saumon et des courgettes, mais sans matière grasse.

➤ *Viande ou poisson : les indispensables du plat principal*

La viande et le poisson vont constituer le cœur de ce régime à grande vitesse : ce sont eux qui vous fourniront les protéines indispensables, et qui vous permettront de maigrir vite et sans danger.

Viande, poisson : suivez votre appétit

Vous prendrez autant de viande et de poisson que vous le souhaitez. N'hésitez pas à varier les quantités d'un jour à l'autre, et d'un repas à l'autre, par exemple un petit morceau au déjeuner, un plus gros au dîner ; faites confiance à votre appétit. Évitez cependant de ne prendre que des petites portions, votre organisme risquerait de manquer de protéines ; vérifiez (voir page 53) que la quantité totale de viande et de poisson n'est pas trop faible (un total d'au moins 300 g par jour est souhaitable étant donné l'absence de féculents). Et si vraiment vous avez du mal à atteindre ces portions journalières ou que vous vous en lassiez vite, rendez-vous page 47 et page 53 pour connaître les solutions de remplacement.

Les viandes

Choisissez le plus souvent une viande peu grasse (voir tableau ci-dessous) ; si vous en avez envie, savourez une viande plus grasse à un ou deux repas par semaine.

	Morceaux peu gras à privilégier	**Morceaux plus gras à éviter**
Abats	Cœur, foie, rognons.	Langue de bœuf, cervelle.
Agneau		Côtelette, gigot, épaule.
Bœuf	Bifteck, faux-filet, rosbif, steak haché à 5 % de matière grasse.	Entrecôte, bourguignon, pot-au-feu, steak haché à 15 % ou 20 % de matière grasse.
Charcuterie	Jambon cuit ou cru (sans le gras), bacon.	Les autres charcuteries (andouille, boudin, pâté, saucisson, etc.).
Cheval	Tous morceaux.	
Gibier	Chevreuil, sanglier.	
Lapin	Tous morceaux.	
Porc	Filet maigre.	Côtelette, rôti, travers, échine.
Veau	Côte, escalope, filet rôti.	Rôti.
Volailles	Dinde, poulet, pintade.	Canard, faisan, oie, pigeon, poule.

Comme, pour maigrir vite, il vous faudra limiter le gras dans vos repas, apprenez à cuisiner les diverses viandes de façon savoureuse, tout en utilisant peu de matières grasses (voir pages 239 et 240).

Les poissons

La viande est riche en protéines de bonne qualité, indispensables à qui veut suivre un régime rapide ; c'est également le cas du poisson. Celui-ci a, en outre, un avantage bien spécifique : ses acides gras (constituants élémentaires des graisses, ou lipides) sont très utiles pour la peau et le cerveau ; ce sont les fameux « oméga-3 » qui, de plus, protègent des maladies cardiovasculaires ou du cancer.

Aussi, je vous conseille d'alterner viande et poisson à un repas sur deux, par exemple viande à midi, poisson le soir, ou *vice versa*. Vous pouvez également faire une journée « tout poisson », l'autre « tout viande », mais ne vous cantonnez pas à l'un ou à l'autre à longueur de semaine : vous bénéficierez ainsi des vertus complémentaires des deux et vous éviterez la lassitude des menus répétitifs.

En ce qui concerne le choix des poissons, sachez que :

- La plupart des poissons « blancs » sont peu gras, mais profitez également des poissons naturellement gras : ils permettent de varier les saveurs et, surtout, leurs graisses ont un tel intérêt pour la santé qu'il serait dommage de vous en priver.
- En revanche, évitez les préparations faisant appel à des matières grasses extrinsèques : elles sont trop grasses pour cette étape. Apprenez à cuisiner les poissons de façon savoureuse tout en utilisant peu de matières grasses (voir page 241).

Le tableau ci-dessous vous permettra de vous y retrouver.

Poissons maigres à privilégier	Poissons naturellement gras à privilégier	Poissons gras à éviter
Bar (loup)	Anguille	
Baudroie Brochet	Anchois frais Anchois au naturel (conserve)	Anchois à l'huile (conserve)
Cabillaud	Espadon	
Carrelet	Flétan	
Colin Daurade Éperlan	Hareng frais ou fumé Rollmops au vinaigre Maquereau frais ou fumé	Rollmops à la crème
Haddock fumé	Maquereau au vin blanc (conserve) Rouget	
Lieu		
Limande	Roussette	
Lotte	Sardine fraîche	Sardine à l'huile
Merlan	Saumon frais ou fumé	
Merlu	Thon frais	Thon à l'huile (conserve)
Morue	Thon au naturel (conserve)	
Perche	Truite	
Raie	Turbot	
Rascasse Sole Surimi	Caviar, œufs de lompe, œufs de poisson	Poisson pané, poisson frit Croquettes de poisson

Les fruits de mer

Comme les poissons, les fruits de mer sont riches en protéines de bonne qualité et apportent pour la plupart peu de matières grasses. Vous pouvez en manger autant que vous en avez envie, qu'ils soient maigres ou naturellement gras (voir tableau ci-dessous).

En revanche, évitez les préparations cuisinées à base de fruits de mer, trop riches en matières grasses pour votre phase d'amaigrissement rapide.

	Fruits de mer maigres à privilégier	**Fruits de mer naturellement gras à privilégier**	**Fruits de mer gras à éviter**
Coquillages	Bigorneau, bulot, coquille saint-jacques, huître, palourde ou praire.	Moule.	
Crustacés	Crabe (en conserve), crevettes, écrevisse, homard, langouste, langoustine.	Crabe ou tourteau.	Beignets de crevette.
Mollusques	Calmar, escargot, poulpe, seiche.		Calmars frits, escargots cuisinés.

Les œufs

Si vous aimez les œufs, vous pouvez en prendre deux, trois ou quatre (selon votre appétit) à la place de la viande ou du poisson, en les cuisinant selon les modes proposés page 242.

Mais attention, les œufs (et essentiellement le jaune d'œuf) sont plus gras que les viandes ou les poissons. Aussi, ne les choisissez pas à plus de trois ou quatre repas par semaine et ne prenez à ces repas ni huile ni aucune autre matière grasse.

➤ *Les légumes :*
pour vous caler et vous maintenir en forme

Pour accompagner votre plat de viande ou de poisson, vous choisirez un ou plusieurs légumes parmi ceux proposés dans le tableau ci-dessous.

Régime « grande vitesse » : Les légumes à privilégier pour maigrir vite	
Les légumes racines	Navet, céleri-rave, radis, oignon, poireau.
Les légumes fruits	Tomate, poivron, aubergine, concombre, courge, courgette.
Les légumes tiges	Cardon, céleri en branche, fenouil.
Les légumes feuilles	Endive, mâche, laitue, chicorée, batavia, scarole, frisée, romaine, lolla rossa, petites salades, épinards, cresson, bette.
Les choux	Brocoli, chou-fleur, chou rouge, chou blanc, chou vert, chou frisé.
Les légumes pousses	Asperges.
Les légumes gousses	Haricots verts.
Les champignons	Champignons de Paris, cèpes, girolles, coulemelles, chanterelles, etc.

Ces légumes ont un triple intérêt :
– vous apporter des éléments indispensables à votre santé et à votre forme : fibres, vitamines, oligo-éléments, potassium, etc.,
– vous rassasier sans pour autant ralentir votre perte de poids,
– vous permettre de varier les recettes et les saveurs de vos menus.

Légumes mode d'emploi

N'ayez pas peur :

- de vous servir des assiettes copieuses en en prenant autant que vous le souhaitez (et si possible au moins 200 grammes par repas, soit environ 8 à 10 cuillères à soupe),
- de choisir plusieurs légumes pour un même plat,
- de vous en resservir une deuxième assiette.
- Apprenez à les cuire de façon savoureuse tout en utilisant peu de matières grasses (voir pages 237 et 238).

Vous pouvez vous procurer les légumes frais, surgelés ou en conserve : ces trois formes ont des effets similaires sur votre santé ou votre ligne. Les légumes frais sont généralement plus savoureux, mais vous n'aurez sans doute pas le temps de vous en procurer puis de les préparer à chaque repas ; dans ce cas, les légumes en conserve ou surgelés sont pratiques et peu coûteux.

Pour votre réussite, achetez des conserves ou surgelés préparés sans matières grasses : « au naturel » le plus souvent, ou agrémentés d'une sauce qui ne comporte ni huile, ni crème, ni beurre, ni margarine.

➤ *Huile, beurre ou crème ?*

Afin que votre plat vous fasse maigrir tout en étant plus savoureux et plus équilibré, je vous recommande d'y ajouter une petite quantité de matières grasses. Votre organisme en a besoin, votre attrait pour les bonnes choses aussi. Mais pour parvenir à maigrir vite, limitez-vous aux quantités proposées. En fonction de vos goûts et de vos recettes, vous ajouterez à votre plat principal :

- 1 cuillère à soupe ou deux cuillères à café *d'huile* (soit 10 g),

- ou 2 cuillères à café rases de *beurre* (soit 10 g),
- ou 2 cuillères à café rases de *margarine* (soit 10 g),
- ou 4 cuillères à café rases de *margarine* ou de *beurre allégés* à 41 % de matière grasse (soit 20 g),
- ou 2 cuillères à soupe rases (ou 1 bombée) de *crème* fraîche (soit 30 g),
- ou 4 cuillères à soupe rases (ou 2 bombées) de crème fraîche allégée à 15 % de matière grasse (soit 60 g),
- ou 2 cuillères à soupe et demie d'une *vinaigrette allégée* du commerce (soit 25 g),
- ou 2 cuillères à soupe rases de *mayonnaise allégée* (soit 20 g).

Il est important que vous ne dépassiez pas ces portions pour l'ensemble de votre plat, et de ce fait pour l'ensemble de votre repas. Si vous choisissez d'utiliser cette quantité de matière grasse pour la cuisson, vous n'en rajouterez donc pas dans l'assiette, et inversement.

Les différentes façons d'utiliser les matières grasses dans votre plat principal

Pour agrémenter votre plat principal, vous prendrez donc une cuillère à soupe d'huile par repas, ou une autre matière grasse (voir page 48), qui peut être, selon les cas :

- utilisée pour la cuisson des légumes, de la viande, du poisson ou des œufs,
- intégrée à une sauce de votre composition,
- placée telle quelle sur la viande (ou le poisson) et les légumes : par exemple, un filet d'huile d'olive ou une noix de beurre.

Quelle matière grasse privilégier ?

Pour la perte de poids, chacune de ces portions de matières grasses est équivalente.

- Pour votre santé, vous avez intérêt à prendre le plus souvent possible de l'huile, la matière grasse la plus riche en acides gras essentiels et la plus favorable pour le cœur.
- Si vous aimez les huiles qui ont du goût, choisissez les huiles d'olive ou de noix, toutes deux aussi savoureuses que bonnes pour la santé.
- Si vous faites cuire votre huile, sachez que l'huile d'arachide est l'huile la plus stable à la chaleur ; elle est donc recommandée pour cette utilisation.
- Enfin, l'huile de colza est la plus équilibrée, tant pour protéger les artères que pour la qualité de la peau ou le système nerveux ; si vous souhaitez une combinaison optimale au plan de la santé et de la saveur, vous pouvez associer, pour votre plat principal, une cuillère à café d'huile de colza à une cuillère à café d'huile d'olive.

➤ *Ma pratique quotidienne du déjeuner et du dîner pour maigrir vite*

Quel plat choisir ?

Dans chacune des trois familles d'aliments (viande ou poisson ; légumes ; huile, beurre ou crème) que je vous propose d'associer pour confectionner votre plat, c'est à vous de choisir l'aliment que vous souhaitez en fonction de vos goûts et de l'état de votre garde-manger. Vous pouvez également panacher les légumes (par exemple, oignons, poivrons, courgettes, aubergines, tomates pour une ratatouille) ou les aliments riches en protéines (par exemple, œuf dur et thon au naturel en conserve pour une salade niçoise). Les seules directives que je puisse vous donner sont les suivantes :

• évitez de consommer trop souvent vos légumes en purée, mais préférez-les sous une forme solide : cela vous calera mieux et facilitera votre amaigrissement,

Si vous aimez les avocats…

Alors ne vous en privez pas. L'avocat peut ajouter une note bien savoureuse à vos repas : réalisation d'une sauce pour accompagner les légumes crus (en mixant un avocat avec un demi-yaourt et un jus de citron), d'un guacamole, en accompagnement de vos salades en entrée… S'il est bien moelleux, l'avocat n'en est pas moins riche en lipides et donc en calories ; pour continuer à suivre votre objectif minceur, appréciez-le en remplaçant la cuillère à soupe d'huile prévue dans votre régime « grande vitesse » ou « pleine forme » par un demi-avocat.

• choisissez le plus souvent une viande peu grasse et limitez les autres à un ou deux repas par semaine : cela vous permettra de maigrir plus vite,

• prenez au moins une fois sur deux de l'huile plutôt qu'une autre matière grasse : cela ne changera rien à votre perte de poids, mais pour votre forme et votre santé, c'est préférable.

Selon les circonstances, ce plat peut être un plat chaud, traditionnel ou original, ou correspondre à une grande salade composée, par exemple de la salade verte, des tomates, des champignons, ainsi que du thon, un œuf dur, de la viande froide ou du jambon. Ce dernier mode de préparation a plusieurs avantages :

– il est rapide à préparer,

– il permet de finir les restes,

– il fait varier les plaisirs et les saveurs, et donne un aspect frais à vos repas, ce qui est bien agréable en été.

Vous ajouterez autant d'épices, d'herbes et d'aromates que vous le souhaitez.

Vous pouvez très bien répéter le même plat, sur deux ou trois jours si cela est plus simple : si vous disposez de peu de temps, il sera pratique de faire cuire une grande quantité de ratatouille, par exemple, en début de semaine, puis de la déguster plusieurs jours de suite ; mais attention également de ne pas vous lasser.

Les portions

En ce qui concerne la viande ou le poisson, faites confiance à votre appétit, mais sans pour autant manger de trop petites portions : votre organisme a besoin chaque jour de protéines animales pour reconstituer ses propres protéines.

Peut-on manger beaucoup de viande ou de poisson ?

Si vous êtes grand (plus de 1,80 m) ou si vous avez faim, n'hésitez pas à manger de larges portions de viande ou de poisson, jusqu'à 250-300 g par repas.

Quels sont les risques d'un régime trop pauvre en protéines ?

Lorsqu'on ne mange pas assez d'aliments riches en protéines, on risque d'être fatigué, plus sensible aux infections, de perdre plus de muscle que de graisse et de perturber le fonctionnement du cœur.

Pour assurer les besoins de votre organisme lors de ce régime dépourvu de féculents, il vous faudrait consommer au moins 300 g de viande et/ou poisson par jour, et ne pas oublier les deux laitages minimum du matin.

Pour vous y retrouver, sachez que 100 g de viande correspondent en général aux parts proposées dans les produits surgelés et, comme moyen de comparaison, que cela équivaut environ à la taille d'une petite plaquette de beurre de 125 g ou d'une machine à calculer de taille moyenne.

On peut aussi remplacer tout ou partie de la viande ou du poisson par des œufs ou des laitages (voir page 27 pour le choix des laitages), à raison de deux œufs ou deux-trois laitages pour 100 g de viande ou de poisson. Votre équilibre sera ainsi assuré avec, par exemple, 100 g de viande ou de poisson plus un yaourt ou du fromage blanc au déjeuner et au dîner, un yaourt au goûter, sans oublier le petit déjeuner.

- Pour ce qui est *des légumes*, prenez-en sans complexe autant que vous le souhaitez et, en tout état de cause, au moins 200 g par repas, soit 400 g par jour.
- Ne dépassez pas, sauf impossibilité (au restaurant ou chez des amis par exemple), les quantités proposées *d'huile, de beurre ou de crème* car vous auriez alors plus de difficultés à perdre vite vos kilos.

Ne faites pas l'impasse sur les matières grasses

Ne cherchez pas à trop bien faire en évitant toutes les matières grasses pour maigrir plus vite. Profitez-en à chaque repas, et, en tout état de cause, prenez-en au moins une cuillère à soupe par jour (ou son équivalence, voir page 48), au déjeuner ou au dîner : en son absence, vous manqueriez d'acides gras essentiels et vous risqueriez de développer un calcul de la vésicule biliaire, car celle-ci deviendrait alors trop « paresseuse ».

Comment concilier régime à grande vitesse et vie de famille

À la différence des régimes purement protéinés (viande, poisson, œufs, sans fruits ni légumes) ou des régimes rapides basés sur les sachets de protéines, le plat principal de votre menu est compatible avec un repas familial. En effet, si vous souhaitez maigrir, il n'est pas question de mettre pour autant votre famille à la diète ; à l'opposé, il serait dommage de vous isoler et de manger totalement différemment de votre conjoint(e) et de vos enfants.

Le plat principal a l'intérêt de proposer trois familles d'aliments (viande, poisson ou œuf ; légumes ; matières grasses) qui constituent la base de la plupart des repas ; à partir de cette base, vos proches ajouteront, selon leur appétit, un féculent, du pain, plus d'huile ou de beurre, afin que chacun puisse choisir ce qu'il aime et se sentir bien.

Soyez attentif à ne pas dépasser la quantité de matières grasses proposée ; qu'il s'agisse d'huile, de beurre, de crème ou de sauce, efforcez-vous de servir les matières grasses à part afin que chacun puisse en prendre selon ses goûts et que vous-même puissiez quantifier plus facilement votre portion.

À partir du moment où chacun peut disposer des quantités dont il a envie tout en partageant le même plat, vous préserverez tant la convivialité du repas que le plaisir et l'appétit de chaque membre de la famille.

➤ *En fin de repas…*

Un beau plat de viande ou de poisson avec des légumes, précédé, lorsque vous le souhaitez, de crudités ou d'un potage : voilà un repas optimal lorsqu'on souhaite maigrir au plus vite. Lorsque ce type de « menu » vous convient, adoptez-le, les résultats sur votre poids devraient se faire rapidement sentir.

Les autres fois, quand vous souhaitez terminer votre repas sur une autre note, lisez les lignes qui suivent pour satisfaire votre envie sans nuire à votre amaigrissement.

Si vous voulez manger un yaourt

Riches en calcium et en protéines, les yaourts ont l'intérêt d'apporter une note « dessert » en fin de repas, bien agréable pour bon nombre d'entre nous. Choisissez un yaourt ou un fromage blanc parmi ceux proposés page 28. Et agrémentez-les de miel ou de confiture si vous le souhaitez (voir page 35). En outre, si vous souhaitez réduire la taille de vos portions de viande ou de poisson, le laitage vous y autorise sans pour autant réduire vos apports en protéines (voir page 53).

Si vous voulez manger du fromage

Pour l'amateur de fromage, se passer totalement de ce fleuron de notre gastronomie pendant plusieurs semaines risque de paraître bien long. Dans ce cas, dégustez à la place du yaourt un morceau d'environ 30 grammes de fromage (soit la taille d'un huitième de camembert ou encore d'un demi-

Crottin de Chavignol). Vous n'êtes pas condamné aux fromages allégés, souvent peu savoureux ; choisissez le fromage que vous aimez parmi les fromages classiques, en vous limitant cependant à ceux dont le taux de matières grasses ne dépasse 50 %.

Selon vos goûts et les recettes, ce fromage peut être consommé tel quel ou incorporé à une préparation culinaire : par exemple, chèvre ou feta avec une salade, parmesan ou emmental râpé sur un gratin de légumes, etc.

FROMAGES MOYENNEMENT GRAS (pas plus de 28 g lipides pour 100 g)	FROMAGES PLUS GRAS (plus de 28 g lipides pour 100 g)
brie, Bonbel et Babybel, camembert à 45 % MG, carré de l'est, chaource, chèvre demi-sec, chèvre frais, chèvre pâte molle, coulommiers, édam, emmental, feta à 45 % MG, fromage fondu à 25 ou 45 % MG, gouda, neufchâtel, parmesan, pont-l'évêque, reblochon, Rouy, saint-nectaire, saint-paulin, tome, vacherin.	beaufort, bleu, camembert à 60 % MG, cantal, chabichou, chèvre sec, cheddar, comté, crottin, fromages fondus à 65 et 70 % MG, maroilles, morbier, munster, picodon, pouligny saint-pierre, raclette, roquefort, pyrénées, saint-marcellin, sainte-maure, selles-sur-cher, triple crème.

(30 g d'un fromage de la colonne de gauche apporte au plus 8 g de lipides, soit environ autant qu'une cuillère à soupe d'huile).

Au plan nutritionnel, le fromage a l'avantage d'être riche en protéines et en calcium, mais il a l'inconvénient, lorsqu'on souhaite maigrir, d'être également très gras. Aussi, vous en limiterez la fréquence à quatre repas hebdomadaires au maximum, et sans ajouter pour autant du pain (une demi-tomate ou quelques feuilles de salade peuvent faire office de support au fromage si vous l'appréciez ainsi). Enfin, pour ceux ou celles qui ne peuvent pas entamer un fromage sans lui faire son sort au cours d'un seul repas, mieux vaut s'abstenir…

Pour les amateurs de fruits

À l'instar des yaourts ou du fromage blanc, les fruits constituent une autre manière de terminer un repas par une touche sucrée.

> **Pourquoi vous pouvez manger un fruit au dessert**
>
> Contrairement à une idée très répandue, les fruits constituent un excellent dessert. Ils peuvent fort bien être consommés en fin de repas, sans subir ni « fermentation » ni « mauvaise digestion dans l'intestin ».
> De plus, l'idée que les fruits, lorsqu'ils sont pris en dehors des repas, ne feraient pas grossir, alors qu'en fin de repas ils seraient mauvais pour la ligne, est complètement farfelue.

Je vous rappelle qu'il vaut mieux manger des aliments solides que mixés : ils rassasient mieux et facilitent ainsi la perte de poids. Vous avez donc intérêt à prendre vos fruits frais, éventuellement coupés en morceaux, par exemple avec du fromage blanc, mais à ne pas abuser des compotes. En revanche, un fruit au four (par exemple une pomme) ou des fruits pochés (poires, pommes, prunes, ananas, cerises, abricots, etc.) sont deux manières gourmandes de varier les plaisirs.

Les mélanges fruits et laitages

Pourquoi ne pas mélanger un laitage avec un fruit, et constituer ainsi un dessert original et savoureux ? Le yaourt et le fromage blanc s'associent très bien avec des fruits coupés en morceaux (pommes, bananes, poires, abricots, etc.) ou avec des fruits rouges (fraises, framboises, groseilles, mûres, myrtilles, etc.). Le fructose, sucre naturel des fruits, vient alors adoucir la saveur un peu aigre du laitage. Ainsi, vous composerez des desserts gourmands et colorés, parfaitement compatibles avec votre projet d'amaigrissement.

Fruits et laitages pour votre dessert

Quelques exemples

– Des fraises aux feuilles de menthe et un yaourt nature.
– Une pomme au four et des framboises avec un fromage blanc à la cannelle.
– Une poire pochée aux épices et un fromage blanc vanillé.
– Une salade d'agrumes à la menthe et un fromage blanc.
– Une salade de fruits aux framboises et kiwi avec un verre de lait vanillé.
– Trois abricots et un verre de lait fermenté.
– Une pomme en quartiers et un yaourt aux fruits des bois.
– Une banane pochée à l'orange et un fromage blanc.
– Une papillote de fruits d'hiver à la cannelle et un yaourt nature.
– Une poire au four et un verre de lait chaud à la cannelle.
– Un pamplemousse en quartiers et un fromage blanc.
– Une poire au jus de citron et un lait parfumé au thé.
– Méli-mélo de raisin (blanc et noir) et un yaourt nature.
– Une pêche pochée à la cannelle et un fromage blanc.
– Une salade de fruits d'été (fraises, framboises, groseilles, myrtilles) et un lait frais à la menthe.
– Un bavarois à la vanille et des cerises.

Laitages et fruits : vive la souplesse

Lorsque vous n'avez ni le temps ni l'envie de prendre un yaourt et/ou un fruit au repas lui-même, déjeuner ou dîner, ne vous forcez pas. Vous pouvez selon vos envies et vos contraintes :

– les consommer à un autre moment de la journée : par exemple prendre au goûter ceux prévus initialement au déjeuner ;
– ou vers 22-23 heures ceux prévus au dîner ;
– certains jours, ne pas en prendre du tout, ni aux repas, ni entre les repas.

Café, thé ou tisanes

Si vous avez besoin d'une saveur nouvelle après le repas, pourquoi ne pas apprécier un bon café (après le déjeuner par exemple), un thé ou une tisane (le soir, en lisant ou en regardant la télévision) ?

➤ *Quelle est la bonne heure pour prendre votre déjeuner et votre dîner ?*

À l'instar du petit déjeuner, il n'y a d'horaire imposé ni pour déjeuner ni pour dîner. Adaptez donc l'heure de vos repas à votre emploi du temps, à vos contraintes et à votre goût, et non le contraire, ce sera tellement plus agréable.

Le déjeuner

En fonction de votre emploi du temps, en fonction de votre travail, de vos obligations familiales, vous pourrez déjeuner soit en fin de matinée, soit à l'heure classique vers 12 h 30-13 heures, soit en début d'après-midi vers 14-15 heures. N'hésitez pas à changer d'horaire d'un jour à l'autre, si cela vous arrange.

Vous pouvez également diviser ce déjeuner en deux, ce qui est utile en cas de journée continue, par exemple dans certaines professions comme les dentistes ou les médecins, où l'on ne dispose que de cinq minutes, mais de façon répétée, entre 12 et 15 heures.

Ce repas se prendra à l'heure, mais également à l'endroit de votre choix. Les solutions proposées dans les pages suivantes pour les « repas sur le pouce » sont tellement simples que vous pourrez déjeuner aussi bien sur le coin de votre bureau, dans votre salon, dans un jardin public ou dans la rue en faisant des courses. Ne soyez pas prisonnier de l'image du repas traditionnel pris assis à table ; ce type de déjeuner a fait les preuves de ses bienfaits, mais ne convient plus toujours à la vie moderne.

Le dîner

Si certains soirs vous rentrez tôt de votre travail, si vous souhaitez dîner vers 19 heures ou 19 h 30, eh bien, aucun problème : mettez-vous à table à cette heure-là et profitez ensuite d'une longue soirée pour lire, regarder la télévision, vous promener ou vous livrer à toute autre activité de votre choix. Inversement, si pour des raisons professionnelles ou personnelles vous êtes amené à dîner tard, après 21 ou 22 heures, composez votre menu comme je vous le conseille ; ce repas du soir étant peu gras, vous le digérerez bien et il ne vous empêchera pas de dormir.

➤ *Les repas sur le pouce*

Le repas sur le pouce vous procurera lui aussi un repas riche en protéines et en fibres, à la fois rassasiant et léger. Mais la simplicité de sa préparation et de sa consommation le rend fort utile si vous ne disposez que de peu de temps pour manger ou si vous souhaitez emporter votre repas pour le prendre au bureau ou au cours d'un déplacement.

Comment composer un repas sur le pouce

Pour ce qui est de *l'apport en protéines*, vous pourrez choisir entre :

- deux à quatre œufs, durs ou à la coque,
- trois ou quatre tranches de jambon cuit (en ayant soin de ne pas consommer le gras),
- une belle boîte de thon au naturel (ou de thon aux aromates ou légèrement cuisiné, mais sans huile), ou encore de maquereau au vin blanc,
- trois ou quatre tranches de saumon fumé,
- dix à quinze bâtonnets de surimi,
- un beau blanc de poulet froid,
- une ou plusieurs tranches de viande froide.

Vous accompagnerez cet aliment riche en protéines de *légumes* consommés soit à la croque (comme des tomates, des radis, du chou-fleur, etc.), soit en salade (qu'ils soient crus ou cuits) sans dépasser une cuillère à soupe d'huile dans votre sauce.

Autre solution si vous en appréciez le goût et l'utilisation : un substitut de repas. Sachez alors bien choisir votre substitut (voir page 186).

➤ *Que faire si vous avez faim ?*

Au cours de cette étape « grande vitesse », vous risquez d'avoir faim les deux premiers jours, laps de temps nécessaire à l'organisme pour qu'il s'habitue à puiser dans la graisse de votre corps l'énergie qui lui fait défaut. Ensuite, les choses iront mieux. Si ce n'était pas le cas et que vous continuiez à souffrir de la faim, utilisez les moyens suivants pour bien vous caler :

• Mangez un en-cas dans la matinée, dans l'après-midi ou le soir avant de vous coucher (voir page 126 pour le choix des aliments).

• Augmentez vos portions de légumes et prenez plus souvent une entrée parmi celles proposées pages 39 à 42.

• Augmentez vos portions d'aliments riches en protéines, notamment de viande ou de poisson.

Exemples de repas sur le pouce

– Exemple 1 : trois ou quatre œufs durs et quatre tomates à la croque.

– Exemple 2 : trois ou quatre tranches de saumon fumé avec une salade de champignons de Paris au citron.

– Exemple 3 : du maquereau au vin blanc avec une salade verte et une sauce au vinaigre balsamique.

– Exemple 4 : un beau blanc de poulet avec de la moutarde à l'ancienne et une salade d'endives avec tomate et radis, accompagnés d'une sauce au Tabasco.

– Exemple 5 : une salade composée avec quinze bâtonnets de surimi, du concombre à la ciboulette, de la salade verte.

– Exemple 6 : quatre tranches de jambon cuit et un méli-mélo de légumes à la croque (concombre, tomates, bouquets de chou-fleur, radis, champignons de Paris).

– Exemple 7 : une salade composée avec du thon au naturel, du concombre, des tomates et de la salade verte assaisonnée d'une sauce à l'aneth.

Mes menus pour l'étape 1	
Déjeuner	**Dîner**
Colombo de dinde (dinde en cubes braisée avec poudre de colombo, cumin en poudre, bouillon de volaille dégraissé et yaourt) Brocoli vapeur	Assiette froide : haddock fumé, saumon fumé, bâtonnets de concombre, tomates cerises, petits bouquets de chou-fleur crus, lamelles de champignons, sauce fromage blanc, aneth, moutarde et citron
Salade frisée sauce vinaigrette aux noix Sole grillée et son citron Courgettes à l'anglaise	Gaspacho Jambon à l'os Navets braisé aux herbes (bouillon de volaille dégraissé et herbes de Provence)
Œufs brouillés aux 4 épices Asperges au naturel	Tomates cerises à la croque Steak haché grillé du boucher Haricots verts et noisette de beurre
Poulet mariné au citron et à l'ail grillé Chou-fleur vapeur	Méli-mélo de crevettes Carpaccio de courgettes avec copeaux de parmesan, basilic frais et fleur de sel
Tomates à la coriandre et au sel de Guérande Truite au vin blanc Fondue de champignons de Paris	Filet de veau au four avec citrons confits, échalotes et bouillon de volaille dégraissé Fenouil braisé
Radis à la croque au sel Bœuf haché aux légumes (mélange de bœuf, courgettes, aubergines et tomates braisés)	Saumon au four avec échalotes Fondue de poireaux avec une cuillère à soupe de crème allégée
Salade aux pousses d'épinards avec champignons frais, échalotes, ciboulette et de belles tranches de bacon Vinaigrette huile d'olive et vinaigre de Xérès	Dos de cabillaud rôti Tomates à la provençale

À chaque menu, vous pouvez ajouter un laitage et/ou un fruit.

Les boissons

Quelle que soit la vitesse à laquelle vous souhaitez maigrir, le choix de vos boissons a son importance. Il en va de même au cours de la stabilisation. Les conseils qui suivent devraient donc vous aider tout au long de votre parcours.

Vous avez intérêt à boire au moins un litre et demi par jour, pour nettoyer votre organisme et avoir une meilleure sensation de satiété. Si vous le souhaitez, vous pouvez bien sûr boire plus. En fait, buvez à volonté, mais pas moins que ce litre et demi quotidien. Selon votre convenance, buvez aux repas et entre les repas, cela n'a pas grande importance.

> Contrairement à une idée reçue, boire pendant les repas ne ralentit pas l'amaigrissement, mais, bien au contraire, concourt à calmer l'appétit et permet, lorsqu'on est un peu nerveux à table, de se donner une contenance et d'avoir quelque chose en bouche qui ne fasse pas grossir. Au restaurant, par exemple, en attendant l'entrée ou entre deux plats, il sera préférable pour votre ligne de boire un (ou plusieurs) verre de Badoit, ou de toute autre eau, plutôt que vous ruer sur le pain.

De l'eau à volonté

L'eau est la seule boisson indispensable. Qu'il s'agisse d'eau du robinet ou d'une eau minérale, ce devrait être la boisson de base de vos repas, ce qui ne vous empêche pas, on le reverra, de prendre du vin à table.

Les eaux pétillantes ont l'intérêt de rassasier mieux que l'eau plate, l'effet des bulles sur les parois de l'estomac sans doute. C'est pratique pour éviter de grignoter du pain au restaurant en attendant les plats, ou des amuse-gueules à l'occasion d'un cocktail. Certaines sont légèrement salées, ce qui risque de participer à la rétention d'eau si vous y êtes sujet et donc de ralentir votre amaigrissement ; dans ce cas, vous aurez intérêt à en limiter la consommation à un demi-litre par jour, sauf pour les eaux de Perrier, Salvetat et Vittelloise qui ne sont pas plus salées que les eaux minérales plates.

J'évite sodas et jus de fruits

Vous avez intérêt à éviter les sodas et toutes les boissons sucrées, qu'elles soient gazeuses ou plates ; en effet, le sucre contenu dans ces boissons ne calme pas l'appétit, il fait facilement grossir et, par ailleurs, il est rapidement assimilé : cela perturbe le pancréas et l'insuline (voir page 121), d'où une plus grande difficulté à maigrir très vite.

Les jus de fruits ont un inconvénient commun avec les sodas : consommés sous une forme liquide, leurs glucides (le fructose) calment moins l'appétit et rendent plus difficile votre amaigrissement. Cette propriété concerne tous les jus de fruits du commerce, qu'ils soient ou non « 100 % jus de fruits », mais également les fruits pressés par vos soins. Si vous cherchez à maigrir, considérez que les fruits sont faits pour être « mangés » et non pour être « bus ».

Boissons à éviter

Types de boissons	Noms de marques
Sodas au cola	Coca-Cola, Pepsi Cola, Stand Up Cola, Sao Cola, etc.
Sodas aux fruits, limonades	Orangina, Fanta, Brut de pomme, Sprite, Schweppes, Liptonic, Gini, Ricqlès, Canada Dry, Seven Up, etc.
Boissons plates aromatisées aux fruits (20 % de fruits)	Oasis, Banga, Tropico, etc.
Nectars de fruits (minimum 45 % de fruits)	Joker, Fruité, Cidou, Kergal, Goa, Granini, Pampryl, etc.
Jus de fruits à base de jus de fruits concentré	Kergal, Minute Maid, Fruité, Goa, Carmina, Norky, etc.
100 % pur jus de fruits	Tropicana, Teisseire, Cidou, Joker, Tropical Sun, Pampryl, Granini, etc.
Boissons aromatisées au thé	Ice Tea (Lipton), Nestea, Java Iced Tea (Auchan), etc.
Sirops de fruits	Teisseire, Sirolo, Sirop sport, Sirop frutile, Java, Moulin de Valdonne, etc.

Vous déconseiller les sodas sucrés ainsi que les jus de fruits ne signifie pas vous mettre en garde contre toutes les boissons qui ont du goût. En choisissant bien, vous ferez de ces boissons vos alliées, puisqu'elles vous procureront du plaisir sans nuire à votre perte de poids. Voyons ce qu'il en est dans les pages qui suivent.

Je n'abuse pas des boissons light

Contrairement à leurs grandes sœurs, très sucrées, citées plus haut, les boissons « light » sont peu caloriques en raison du remplacement du sucre par un édulcorant ou un mélange d'édulcorants. Ces édulcorants sont pratiquement dépourvus de calories, ce qui apparemment les rend inoffensifs pour vos kilos.

Les boissons light ont cependant trois inconvénients, relativement mineurs par rapport à ceux des sodas sucrés, mais trois inconvénients quand même :

- elles déclenchent une légère sécrétion d'insuline par le pancréas, ce qui est préjudiciable, surtout dans ce contexte de perte de poids rapide,
- elles perpétuent ou accentuent l'attirance pour le sucré,
- elles perturbent les mécanismes naturels du goût : lorsqu'on en consomme avant ou pendant un repas, elles accentuent l'attirance vers les aliments gras et très salés ou sucrés tels que les chips, les frites ou les biscuits et réduisent celle vers les aliments plus propices à la perte de poids tels les fruits, les légumes et les féculents peu gras.

Aussi, si vous ne pouvez pas vous passer de sodas ou de boissons sucrées, je vous conseille de les remplacer par ces boissons light mais sans en abuser : contentez-vous d'un verre par jour, voire deux ou trois à l'occasion d'une soirée. Mais sachez surtout apprécier l'eau ainsi que les boissons ayant une autre saveur que la saveur sucrée.

Les eaux aromatisées, si vous aimez

Les eaux aromatisées sont des eaux minérales dans lesquelles on a ajouté des extraits de plantes (en général de la menthe, du citron ou de l'orange) mais pas de sucre. L'apport calorique est alors totalement négligeable, et ces boissons ne vous feront pas grossir. Si vous les appréciez, vous pouvez donc en consommer, mais si possible entre les repas et non pas pendant : tant pour des raisons gastronomiques que nutritionnelles, sachez apprécier vos repas en buvant de l'eau « nature ».

Plusieurs eaux minérales proposent des eaux aromatisées :

- les eaux plates : Volvic (menthe, citron, orange),
- les eaux gazeuses : Badoit (menthe, citron), Perrier (citron jaune, citron vert), Salvetat (citron, orange).

Méfiez-vous de certains produits, proches de ces eaux aromatisées, mais qui pour leur part sont sucrés, tels que des eaux parfumées à la pêche ou au thé (Volvic au thé) : même si c'est à une concentration moindre, elles ont, comme les sodas, l'inconvénient de vous apporter du sucre sous une forme liquide.

Thés et tisanes, sans hésitation

C'est volontairement que je parle de thés et de tisanes au pluriel, car l'un des intérêts de ces boissons est leur diversité de saveurs : il existe un grand nombre de thés, de quoi satisfaire chacun d'entre vous, depuis un thé classique comme le Darjeeling, le Ceylan ou le thé vert, jusqu'aux thés parfumés à la vanille, au caramel ou aux extraits de fruits. De même, qu'elles soient traditionnelles ou industrielles, le nombre de tisanes a de quoi impressionner celui qui souhaiterait les goûter toutes.

L'intérêt de ces boissons se situe à plusieurs niveaux :

• La *saveur* : si vous les appréciez, profitez de leur diversité pour varier les plaisirs.

• Le *cérémonial* qui sied à leur préparation puis à leur consommation : faites chauffer de l'eau, puis versez-la dans une théière sur votre sachet de thé ou de tisane (ou mieux sur du thé ou de la tisane achetés en vrac, souvent plus savoureux). Après quelques minutes d'infusion, dégustez votre thé ou votre tisane dans une jolie tasse ; selon vos goûts, ajoutez-y ou non un nuage de lait ou quelques gouttes de citron. Tant la préparation que la dégustation ont un effet apaisant par eux-mêmes. C'est souvent utile aux heures où l'on mange plus par stress, par énervement ou par ennui que par réelle sensation de faim, notamment en début ou en fin de soirée.

• Leurs *atouts santé* : on a longtemps prêté certaines vertus spécifiques aux tisanes, comme celle d'aider à un meilleur transit ou de procurer un effet calmant avant la nuit. Mais on découvre maintenant, avec des données tout à fait scientifiques, les effets protecteurs du thé (riche en tanins) vis-à-vis de certains cancers (comme celui de la prostate) ou encore des maladies cardio-vasculaires. Le thé vert est particulièrement riche en tanins, mais le thé « classique » (fermenté) n'en est pas dépourvu : choisissez donc votre thé selon votre goût.

Aussi, n'hésitez pas à boire des thés et des tisanes, que ce soit au petit déjeuner, dans la matinée, dans l'après-midi ou le soir après le dîner, avec un bon livre ou en regardant la télévision. Mais, pour que cette pratique soit bénéfique à votre poids, consommez-les sans sucre[1] ; si vous avez du mal à apprécier le thé ou la tisane sans saveur sucrée, deux solutions s'offrent à vous :

---

1. Les boissons aromatisées au thé comme l'Ice Tea freineraient votre amaigrissement comme le font les sodas. À éviter donc, si vous souhaitez mincir ou rester mince (voir page 66).

• La première, que je vous conseille : changez de marque de thé ou de tisane, essayez d'autres produits, mettez-vous aux thés ou aux tisanes vendus en boîte ou en « vrac » dans les magasins spécialisés (souvent nettement plus savoureux que les sachets), sortez des sentiers battus. Il est probable qu'une saveur plus marquée et plus agréable vous satisfasse suffisamment pour ne pas avoir besoin d'être sucrée.
• La seconde solution : mettre un édulcorant tel l'aspartame ou la saccharine.

Oui au café, pour le plaisir

Contrairement à une idée reçue, boire du café n'est pas incompatible avec un projet d'amaigrissement. Le café (non sucré) ne fait pas grossir. Certes il entraîne une petite sécrétion d'insuline par le pancréas, mais celle-ci est compensée par une augmentation des dépenses d'énergie : il fait brûler des calories par l'organisme.

Si vous n'aimez pas le café, bien entendu, vous n'avez pas besoin de vous forcer à en boire. Mais si vous l'appréciez, ne vous en privez pas.

Comme pour le thé ou la tisane, choisissez une variété de café de qualité, afin d'en tirer le maximum de plaisir et de pouvoir le boire sans sucre ; si cette dernière option vous paraît trop difficile, prenez-le avec un édulcorant.

> Le café accélère le rythme du cœur ; ce phénomène n'est pas gênant pour la plupart d'entre vous. Cependant, si vous êtes hypertendu ou si vous avez des troubles du rythme cardiaque, vous avez intérêt à ne pas en abuser : contentez-vous de deux ou trois cafés par jour ou, autre solution, tournez-vous vers le café décaféiné. Le même conseil s'adresse à ceux que le café empêche de dormir.

Jus de tomate et citron pressé, des vertus non caloriques

À la différence des autres jus de fruits, le jus de tomate et le citron pressé sont très peu caloriques. Ils peuvent donc constituer une boisson agréable pour ceux qui souhaitent boire, à l'heure de l'apéritif ou dans la journée, autre chose que de l'eau. De plus, ils ont chacun des vertus nutritionnelles.

- À l'instar des tomates fraîches ou des tomates cuites, le jus de tomate participe à la prévention des maladies cardio-vasculaires dont sont relativement protégés les grands consommateurs de tomates. Selon vos goûts, n'hésitez pas à l'agrémenter de Tabasco (quelques gouttes de sauce au piment), mais n'abusez pas de sel de céleri.
- Le citron pressé est riche en vitamine C mais, à la différence de l'orange ou du pamplemousse pressé, il apporte très peu de fructose. Pour compenser sa saveur acide, il est souvent indispensable de l'allonger avec de l'eau. Au besoin, sucrez-le avec un édulcorant, mais évitez le sucre.

Les boissons alcoolisées

Riche en énergie (7 calories par gramme, soit près de deux fois plus que les protéines et les glucides, et presque autant que les lipides), l'alcool ne se convertit pourtant pas en graisse dans le corps : il est essentiellement brûlé par nos cellules. Cependant, l'alcool rend plus difficile la combustion des graisses par l'organisme, ce qui ralentit l'amaigrissement. Ce phénomène est surtout net lorsqu'on mange gras : la répétition de repas à la fois gras et bien arrosés en alcool est une source incontestable de prise de poids.

En revanche, il vous sera possible de boire quotidiennement de petites quantités d'alcool sans nuire à votre santé ou à votre projet d'amaigrissement.

➤ *Un peu de vin*

Comparé aux autres boissons alcoolisées, le vin a l'avantage de contenir des tanins aux effets protecteurs, supposés ou prouvés selon les cas, sur certaines maladies telles que les maladies cardio-vasculaires ou la maladie d'Alzheimer. Cette qualité est essentiellement l'apanage des vins rouges, plus riches en tanins que les vins blancs. De plus, ils sont peu ou pas sucrés car la fermentation transforme les sucres du raisin en alcool ; là aussi, le phénomène est plus net pour le vin rouge que pour le blanc, qui est donc parfois un peu sucré.

Ces bénéfices se manifestent pour de petites doses quotidiennes (un à deux verres de vin pour une femme, deux à trois pour un homme, un verre correspondant à douze centilitres environ). En revanche, des consommations plus importantes comportent des risques indéniables pour la santé.

Si vous n'avez pas l'habitude de boire du vin, ne vous sentez pas obligé d'en boire pour être protégé : les fruits et les légumes, que vous consommerez en quantités importantes avec les régimes que je vous propose, sont eux aussi très riches en tanins protecteurs, de même que le thé. Par ailleurs, une personne qui n'en a jamais bu auparavant et qui commence à boire des boissons alcoolisées présente toujours un risque, même faible, d'en consommer progressivement de plus en plus, puis de devenir alcoolo-dépendante, c'est-à-dire de ne plus pouvoir s'en passer.

Le vin et votre perte de poids

Pour résumer, je vous conseille :

- si vous n'avez pas l'habitude d'en boire, n'en buvez pas,
- si vous l'appréciez, consommez-en un ou éventuellement deux verres par jour (un verre correspond à 12 cl) : cela ne vous empêchera pas de maigrir.

➤ *La bière, à éviter*

Produite avec des ingrédients de qualité (orge, houblon, etc.), la bière est une boisson riche en vitamines B et plus faiblement alcoolisée que le vin. Même si c'est de façon moins nette que le vin, la bière a probablement elle aussi un effet protecteur sur le cœur par son action au niveau du bon cholestérol.

Cependant, je vous recommande de l'éviter si vous souhaitez maigrir : en effet, outre sa composition en alcool, elle est relativement riche en sucre, la conjonction des deux n'étant pas favorable à une combustion rapide de vos graisses.

➤ *Les autres boissons alcoolisées : faites le bon choix*

À l'heure de l'apéritif, il est souvent tentant de boire autre chose que de l'eau ou qu'un verre de vin.

• Si vous le souhaitez, vous pouvez remplacer l'un des deux verres de vin que je vous propose au quotidien par :

- une coupe de champagne (champagne brut, car peu sucré),
- ou un doigt (horizontal et non vertical !) d'un alcool plus fort non sucré : pastis, vodka, whisky, rhum ou gin par exemple.

• Si vous concoctez des cocktails, faites attention à éviter d'associer sucre et alcool : évitez la vodka-orange, le whisky-Coca ou le gin-tonic sauf si le soda est « light » ; vous pouvez prendre, par exemple, un Coca-Cola light avec un doigt de whisky ou encore du Schweppes light avec un doigt de gin.

• Les vins cuits, tels le porto ou le Martini, sont à la fois riches en alcool et en sucre ; il vaudrait mieux vous en passer.

➤ *Jours de fête*

Si pour vous, la consommation de boissons alcoolisées ne s'entend pas au quotidien, mais plutôt lors de moments un peu exceptionnels avec des amis ou en famille, vous pouvez grouper votre consommation d'alcool sur deux ou trois occasions par semaine. Dans ce cas, vous prendrez, par exemple, une coupe de champagne ou un whisky en apéritif puis deux ou trois verres de vin au repas, et éviterez ensuite toute boisson alcoolisée pendant trois jours.

Comment boire au mieux pour maigrir (et pour optimiser votre santé)		
Boissons	**Combien**	**À quels moments**
Eau – du robinet ou en bouteille – plate ou gazeuse	Selon votre soif (et si possible au moins 1 litre par jour).	Pendant et entre les repas.
Sodas et autres boissons sucrées[1], jus de fruits, fruits pressés	À éviter. Pour votre poids, le moins sera le mieux.	
Boissons light	Éviter de dépasser un verre par jour.	Entre les repas.
Eaux aromatisées	Selon votre soif.	Entre les repas.
Thé et tisanes	Selon votre soif et votre plaisir, mais sans sucre.	Au petit déjeuner, dans la matinée, à l'heure du thé, après le dîner...
Café	Selon votre plaisir, mais sans sucre.	Au petit déjeuner, en fin de repas, entre les repas.
Jus de tomate, citron pressé	Selon votre plaisir, un ou deux verres par jour.	À l'heure de l'apéritif, dans la matinée ou dans l'après-midi.
Vin, champagne brut	Éviter de dépasser quotidiennement deux verres (25 cl en tout).	Pendant les repas ou à l'heure de l'apéritif.
Bière, cidre	À éviter.	
Vodka, whisky, gin, pastis	Ne pas dépasser un « doigt » par jour (réduire parallèlement les quantités de vin).	À l'heure de l'apéritif. Ne pas associer avec un soda sucré ou avec un jus de fruits.
Porto et autre vins cuits	À éviter.	

1. Voir également tableau page 66.

DEUXIÈME PARTIE

Je prolonge ma perte de poids

Après avoir perdu rapidement du poids en suivant le régime à grande vitesse durant trois à huit semaines, vous allez revenir en douceur à une alimentation plus copieuse pour prolonger votre amaigrissement puis stabiliser votre nouveau poids.

Étape 2 : je sors du régime à grande vitesse

Pour certains d'entre vous, le régime à grande vitesse suffira pour atteindre votre objectif, tout du moins si vous avez peu de kilos à perdre. Pour d'autres, il ne sera qu'une étape d'un parcours plus long.

> Dans les deux cas, il vous faudra, pendant au moins deux semaines, réhabituer doucement votre organisme à une alimentation plus copieuse. Vous continuerez à perdre de la graisse, mais plus lentement.

J'élargis le choix de mes légumes

Pour maigrir à grande vitesse, je vous ai conseillé de porter votre choix sur des légumes particulièrement pauvres en glucides (voir page 47), les plus susceptibles de favoriser une perte de poids rapide en obligeant les cellules de vos organes à aller puiser dans la graisse de votre corps les calories qui manquent dans la nourriture.

À partir du moment où vous avez décidé de passer à l'étape 2 de votre amaigrissement, tous les légumes (voir tableau page suivante) vous sont permis sans restriction de choix ou de quantités : vous en prendrez donc autant que vous en voulez.

Là encore, les légumes pourront être frais, surgelés ou en conserve, les effets étant similaires sur votre santé ou votre ligne. Les légumes frais sont généralement plus savoureux, mais, si vous n'avez pas le temps de vous en procurer et de les préparer chaque jour, achetez des conserves ou surgelés préparés « au naturel », c'est-à-dire sans sauce ni (surtout) matières grasses.

Étape 2 : les légumes que vous pouvez manger	
Les légumes racines	Carotte, navet, céleri-rave, radis, salsifis, topinambour, betterave, oignon, poireau.
Les légumes fruits	Tomate, poivron, aubergine, concombre, courge, courgette, potiron, potimarron.
Les légumes tiges	Cardon, céleri branche, fenouil.
Les légumes feuilles	Endive, mâche, laitue, chicorée, batavia, scarole, frisée, romaine, lolla rossa, petite salade, épinard, oseille, cresson, bette.
Les choux	Chou-fleur, brocoli, chou rouge, chou blanc, chou vert, chou frisé, chou de Bruxelles.
Les légumes pousses	Asperges.
Les légumes gousses	Haricots verts, haricots beurre, pois gourmands.
Les légumes cœurs de plante	Artichaut, cœurs de palmier.
Les champignons	Champignons de Paris, cèpes, girolles, coulemelles, chanterelles, etc.

Par ailleurs, vous pourrez réintroduire dans vos menus :
– *les féculents,*
– *certains pains.*

Ces sources de glucides lents, lentement digérés et assimilés par votre organisme, fourniront de l'énergie utilisable par vos muscles, vos organes et votre cerveau, sans remettre en cause pour autant votre amaigrissement, même si celui-ci se ralentit par rapport à la phase rapide.

Pour chacune de ces familles d'aliments (les féculents, le pain, les fruits), certains choix s'imposent d'un point de vue tant qualitatif que quantitatif, pour pouvoir en profiter tout en continuant à maigrir.

J'étoffe mon petit déjeuner

Si le petit déjeuner proposé dans le régime à grande vitesse vous convient, vous pouvez fort bien le conserver : il vous aidera à bien maigrir tout en étant calé. Mais pour beaucoup, l'absence de tartines au petit déjeuner est vécue comme la principale contrainte de ce régime à grande vitesse. Si tel est votre cas, vous serez heureux de retrouver votre pain du matin.

➤ *Je choisis le bon pain*

À travers le pain, votre organisme disposera, d'une part, de protéines végétales, d'autre part, et surtout, de glucides complexes qui rechargeront en énergie votre cerveau, vos organes et vos muscles, et vous permettront de maigrir en forme tout au long de la journée :

• choisissez un pain dense et compact : ainsi, vous mettrez plus de temps à le mâcher avant de l'avaler, d'où un meilleur effet rassasiant et une digestion plus lente. C'est le plus souvent le cas du pain complet, du pain de seigle, du pain au son, du pain aux céréales, etc. Préférez donc ces pains, riches en fibres, en magnésium et en vitamines du groupe B, au pain blanc (baguette ou pain de campagne) ;

- évitez les baguettes d'apparence légère et trop aérée, à la farine toute blanche ; sans aucune saveur, elles ont la particularité de se déliter en bouche et ne peuvent pas vous rassasier efficacement. Cependant, certaines baguettes ou certains pains au levain, sans être à proprement parler complets, ont plus de « tenue en bouche » (c'est-à-dire que l'on met plus longtemps à les mastiquer avant de les avaler) que la plupart des baguettes d'aujourd'hui ; c'est le cas notamment de certaines baguettes pétries à l'ancienne ou de façon traditionnelle. Si le pain complet ou le pain de seigle ne vous attirent pas, ces baguettes traditionnelles ou à l'ancienne feront l'affaire.

Étape 2 : quelle quantité de pain ?

Pour ce qui est des quantités, vous commencerez par 50 à 60 g de pain, soit 2 à 3 fines tranches de pain complet, pain aux céréales ou pain de seigle, tels qu'ils sont proposés généralement dans les boulangeries. Je vous conseille de peser vos tranches de pain les premiers jours, car il est bien évident qu'en fonction de la taille du pain et de l'épaisseur de vos tartines ce nombre de tranches pourra varier.

Vous pouvez agrémenter votre pain de beurre, de confiture ou de miel. Mais attention aux quantités : ne dépassez pas une noisette de beurre et deux cuillères à café de miel ou de confiture.

Étape 2 : le beurre

– Une noisette de beurre correspond à une cuillère à café rase (ce petit moyen, certes pas très élégant, vous sera pourtant utile pour ne pas dépasser une quantité d'environ 5 g), ou encore à la moitié des petites plaquettes de 10 g souvent présentées dans les hôtels, mais également disponibles dans les supermarchés.
– Vous pouvez prendre la même quantité de margarine, soit une cuillère à café rase, mais celle-ci n'est pas plus efficace (ni moins) que le beurre pour maigrir.
– Si vous consommez du beurre ou de la margarine allégés à 41 % (ou moins) de matières grasses, vous pouvez doubler les doses, c'est-à-dire en prendre deux cuillères à café rases ou deux noisettes ; pour votre projet d'amaigrissement, ce sera équivalent. Le choix entre les versions classique et allégée, vous le ferez en fonction de vos goûts : si vous êtes surtout attiré par la saveur du beurre, vous serez plus satisfait par du vrai beurre, même si c'est en petites quantités ; si, en revanche, vous êtes surtout sensible à son onctuosité, prenez plutôt du beurre allégé, en des quantités deux fois plus grandes.

La présence de miel ou de confiture donnera plus de goût à vos tartines. Choisissez la confiture selon vos goûts ; vous n'êtes pas tenu de prendre de la confiture allégée, la différence avec la confiture traditionnelle étant minime.

Comme le beurre, la confiture et le miel sont des options, mais non obligatoires bien sûr. Si vous n'en souhaitez pas, n'en mettez pas sur votre pain. Par ailleurs, vous pouvez préférer vous dispenser du beurre, du miel et de la confiture et, parallèlement, remplacer le yaourt ou le fromage blanc, prévu initialement (voir page 28) par un morceau de fromage (30 g environ, soit la taille d'un huitième de camembert ou d'un demi-Crottin de Chavignol) sur votre pain.

➤ *J'évite les biscottes*

Les biscottes ont une certaine connotation « régime », et pourtant je vous les déconseille : généralement fabriquées avec, outre de la farine, des matières grasses et du sucre, plus concentrées en calories, elles sont plus vite mastiquées et calment moins bien l'appétit que le pain ; la même remarque s'applique aux petits pains suédois (Krisproll) ainsi qu'aux galettes de riz. Si vous y êtes habitué et que vous ayez du mal à vous en passer, choisissez de préférence des biscottes dites complètes ou aux céréales.

➤ *Si je préfère les céréales du petit déjeuner*

Le principe sera le même pour les céréales que pour le pain : choisir les céréales qui rassasient bien et qui se convertissent peu en graisses. C'est notamment le cas des flocons, que ce soit les flocons d'avoine (à l'origine du traditionnel « porridge » des Anglo-Saxons), le müesli suisse (que vous prendrez non sucré et sans ou avec très peu de fruits secs ou séchés, trop concentrés en sucre : vous le trouverez en supermarché, généralement au rayon diététique) ou encore des « flocons 5 céréales », etc.

> Vous pourrez prendre 40 g (soit 4 à 5 cuillères à soupe) de flocons d'avoine ou de müesli non sucré.

Étape 2 : les céréales à privilégier
– Les flocons d'avoine (flocons d'avoine Quaker Oats, flocons d'avoine U, etc.). – Les flocons 5 céréales nature sans sucre (Flocons 5 céréales de Céréal). – Le müesli non sucré (müesli de Bjorg, müesli de Michel Montignac, müesli sans sucre de Céréal, müesli magnésium de Gerblé, Bircher Müesli d'Aurore, etc.).

Ces céréales à base de flocons nécessitent un yaourt et/ou du lait, et sont plus savoureuses lorsqu'on les laisse gonfler quelques minutes avant de les consommer. Pour les agrémenter, vous pouvez y ajouter deux ou trois noix ou noisettes ainsi que le fruit de votre choix, coupé en morceaux (voir page 31).

En revanche, vous avez intérêt à éviter les céréales craquantes présentées sous forme de pétales telles que les traditionnels pétales de maïs (corn flakes, Frosties, Jungly, La Vie, maïs soufflé Monoprix, etc.), ou sous forme de grains de riz ou de blé soufflé, etc. Selon les cas, elles sont sucrées et/ou enrobées de miel ou de chocolat. Leur principal défaut pour qui veut maigrir est qu'elles sont trop vite digérées, plus vite même qu'une quantité équivalente de sucre pur. Ce sont donc des sucres « rapides » alors que les flocons de céréales sont des sucres lents. De ce fait, elles risquent de ralentir votre perte de poids et calment moins bien l'appétit que les flocons d'avoine ou le müesli non sucré, d'où le risque de fringale dans la matinée.

Parce qu'elles sont moins sucrées et plus riches en fibres, certaines de ces céréales vous laissent peut-être croire qu'elles vous aideront à maigrir : c'est le cas des pétales de riz et de blé complet (Spécial K de Kellogg's, Deliform de Happy Farmer, Monoprix la Forme, Form'U, etc.), et des pétales de blé complet (Fitness de Nestlé, All-Bran pétales de Kellogg's, etc.). Mais ne vous y trompez pas : elles sont tout aussi vite assimilées, ce sont également des sucres rapides.

Si, malgré ces réserves, vous tenez vraiment aux céréales du type pétales de maïs ou grains de riz soufflés, choisissez celles que vous aimez le plus : le fait que les céréales soient vendues sous une forme sucrée ou non ne modifie pas de façon significative leurs effets sur votre organisme. Mais agrémentez-les d'un fruit coupé : les fibres du fruit ralentiront l'assimilation des glucides des céréales. Ajoutez par exemple des fraises à vos corn flakes, ou glissez des carrés de pomme dans votre bol de riz soufflé.

Étape 2 : les céréales à éviter
– Les traditionnels pétales de maïs (corn flakes, Frosties, Jungly, La Vie, maïs soufflé Monoprix, etc.). – Les grains de riz ou de blé soufflés (Rice Krispies ou Honey smacks de chez Kellogg's, Chocapic de chez Nestlé, etc.). – Les pétales de riz et de maïs complet (Spécial K de Kellogg's, Deliform de Happy Farmer, Monoprix la Forme, Form'U, etc.), et les pétales de blé complet (Fitness de Nestlé, All-Bran pétales de Kellogg's, etc.).

➤ *Le fruit et le produit laitier*

Même si vous prenez des tartines ou des céréales au petit déjeuner, je vous conseille aussi un laitage (ou deux lorsque vous avez particulièrement faim) et, quand vous avez un fort appétit, un fruit. Cela vous permettra de mieux maîtriser votre appétit sur la journée.

Si vous le souhaitez, vous pouvez prendre ce laitage ou ce fruit plus tard dans la matinée. Vous pouvez également remplacer le laitage par du fromage (voir page 83), du jambon ou un œuf (voir page 29).

Je mange des féculents au déjeuner ou au dîner

➤ *Je choisis mes féculents*

Vous pouvez manger des féculents tous les jours.

Si, parmi ces féculents, il y en a un que vous préférez, n'hésitez pas : vous pouvez chaque jour choisir le même.

Si, au contraire, vous aimez la variété, prenez chaque jour un féculent différent.

Étape 2 : les féculents que vous pouvez manger	
Un aliment d'origine céréalière	Pâtes, riz, semoule, blé entier (par exemple de l'Ebly), blé concassé (boulghour ou pilpil).
Un légume sec	Lentilles, pois chiches, pois cassés, haricots blancs, haricots rouges, flageolets.
Un autre féculent	Pommes de terre, maïs, petits pois.

Riches en glucides lents et en protéines végétales, ces féculents vont procurer de l'énergie à toutes vos cellules, vous faire plaisir et vous rassasier.

Cependant, pour que ces féculents vous aident à maigrir, je vous demande de respecter deux éléments importants :

- les cuire sans matière grasse[1] : vous éviterez donc les frites ou les pommes de terre sautées, à moins que vous ne fassiez cuire ces dernières sans matière grasse dans une poêle antiadhésive ;
- les associer dans la même assiette à des légumes. Vous prendrez donc chaque fois, un volume équivalent ou supérieur de légumes.

Contrairement à une idée reçue, les légumes ne sont pas opposés aux féculents, mais ils leur sont complémentaires.

L'association féculents/légumes confère trois avantages à votre plat :

- un effet rassasiant plus important : votre appétit sera calmé plus longtemps ;

1. Vous pouvez de temps en temps les cuire en utilisant la quantité de matière grasse prévue pour votre repas, mais vous cuisinerez alors le reste de votre repas sans adjonction de matière grasse.

Comment maigrir en mangeant des pommes de terre

– Ne les faites pas cuire avec des matières grasses (frites, pommes de terre sautées).
– Ne les consommez que rarement sous la forme de purée. De même que la compote est moins favorable à votre régime que les fruits, la purée est moins recommandée que les pommes de terre entières. En effet, sous forme de purée, les glucides lents de la pomme de terre deviennent des sucres rapides et vous rassasieront moins efficacement.
– Quel que soit le mode de cuisson des pommes de terre, vous avez intérêt à les cuire avec la peau, quitte à l'enlever ensuite : ainsi vous conserverez intacte la vitamine C, et l'assimilation des glucides de la pomme de terre s'effectuera plus lentement.
– Faites-les cuire au four et dégustez-les en robe des champs : c'est une excellente manière de préparer les pommes de terre, aussi bien pour votre gourmandise que pour votre ligne.

• un ralentissement de la digestion des féculents grâce aux légumes : cela sera favorable à votre confort et à votre perte de poids ;
• plus de satisfaction pour vos papilles. En effet, pour perdre des kilos, je vous recommande de consommer des féculents avec peu de matières grasses ; le plat de féculents risque alors de vous paraître bien sec. Mais, avec le moelleux ou l'aspect croquant du légume (selon la variété choisie et le mode de cuisson), ce même plat de féculents sera nettement plus savoureux, même s'il est peu gras. Pensez à la différence, par exemple, entre un plat de spaghettis « sec », et le même plat agrémenté de ratatouille, de tomates à la provençale, d'aubergines ou de poivrons grillés au four. L'association des légumes avec les féculents rend donc ces derniers savoureux, même servis avec peu de matières grasses.

Un classique : les pâtes aux tomates

Pour vous montrer comment adapter vos préparations à vos goûts et au temps dont vous disposez, prenons l'exemple des pâtes et des tomates.

– Première solution, sans doute la plus savoureuse mais aussi celle qui vous prendra le plus de temps : prévoyez des tomates à la provençale pour agrémenter vos pâtes ; en ce qui concerne les tomates à la provençale, vous les préparerez sans matière grasse, ou en vous limitant à la quantité de matières grasses (voir page 48) impartie pour l'ensemble de votre plat (dans ce cas, vous ne rajouterez pas d'autres matières grasses dans ce repas).

– Deuxième solution, en particulier si vous avez peu de temps : prenez avec vos pâtes des tomates en conserve au naturel, entières ou concassées[1] ; il suffit de trente secondes pour ouvrir la boîte de conserve et en verser le contenu dans une casserole à cuire à feu doux ou au four à micro-ondes. À agrémenter, si vous aimez, avec des herbes de Provence, des feuilles de basilic, des oignons, etc.

– Troisième solution : prenez des tomates fraîches, coupez-les dans l'assiette et placez les pâtes à côté. La quantité de matières grasses qui vous est proposée (voir page 48), vous pourrez soit l'utiliser dans une vinaigrette pour vos tomates, soit la mettre sur vos pâtes, sous la forme, par exemple, d'un filet d'huile d'olive, d'une noix de beurre ou de crème fraîche.

1. En revanche, la seule présence de concentré de tomates sur des pâtes n'est pas suffisante : le volume de légumes serait alors très nettement inférieur à celui des féculents, et leur consistance mixée les rendrait moins utiles. Vous pouvez prendre du concentré de tomates sur vos pâtes *en plus* de vos tomates (ou d'un autre légume) et non pas à la place.

Avec	Prenez par exemple
Les pâtes	Des tomates à la provençale
Le riz	Un gratin de courgettes
Les pommes de terre	Du chou-fleur ou une salade verte
Le maïs	Une salade de tomate
Le blé concassé (boulghour ou pilpil)	De la ratatouille
La semoule	Des poivrons et des aubergines dorés au four
Les lentilles	De la pulpe de tomates ou des tomates au naturel (en conserve, pour aller plus vite) que vous préparez avec des oignons
Les flageolets	Des haricots verts (frais, surgelés ou en conserve : à vous de choisir)
etc. (ce ne sont là que des exemples, à vous de choisir votre combinaison)	

Le tableau ci-dessus vous présente certains exemples d'associations entre féculents et légumes ; il en existe des milliers d'autres : à vous de choisir en fonction de vos goûts et des produits dont vous disposez.

Féculents + légumes :

Les alliés de votre régime

Afin que ce plat vous fasse perdre du poids, vous associerez vos féculents à un volume égal ou supérieur de légumes, et cela dans la même assiette, en consommant simultanément les féculents et les légumes.

Outre les effets bénéfiques sur votre ligne, une telle association est optimale pour la santé : les fibres, les vitamines et les minéraux des légumes sont complémentaires des protéines et des glucides des féculents, pour le plus grand bien de votre santé.

➤ *Quelle quantité de féculents ?*

Vous pourrez chaque jour manger environ 100 à 150 g de féculents (pesés cuits), soit 2 ou 3 petites pommes de terre ou 4 à 6 cuillères à soupe de pâtes, riz, semoule, couscous, maïs, légumes secs, etc. (voir page 87).

Vous pourrez consommer ces féculents soit en une fois à un seul et même repas, soit en prendre une partie à votre déjeuner, l'autre au dîner. Quelle que soit l'option retenue, n'oubliez pas deux règles importantes :

- associez à vos féculents une quantité égale ou supérieure de légumes (voir page 80), quantité que vous apprécierez bien sûr à l'œil, sans avoir besoin de la peser ;
- ne dépassez pas pour l'ensemble de votre plat (et de votre repas) la cuillère à soupe d'huile (ou une quantité équivalente de beurre, crème, etc., voir page 48) proposée initialement.

➤ *Dois-je réduire les portions de viande et de poisson ?*

Les féculents comme le pain contiennent des protéines végétales ; vous ressentirez donc probablement un moindre appétit pour la viande ou le poisson, riches en protéines animales et en réduirez spontanément les parts. Mangez-en cependant un minimum, car leurs protéines sont complémentaires de celles des féculents : au moins 50 à 100 g de viande ou de poisson, ou encore un œuf ou une tranche de jambon. Autre option : du fromage râpé (riche également en protéines animales), en particulier avec les pâtes.

Un laitage au déjeuner et au dîner

Si vous en avez envie, vous pouvez faire suivre votre plat principal par un laitage ; celui-ci n'est pas indispensable, mais il sera utile pour compléter votre apport en protéines au cas où vous prendriez un petit morceau de viande ou de poisson (voir page suivante). Vous pouvez également les consommer plutôt entre les repas pour calmer une petite faim.

Sortir du régime à grande vitesse :
L'étape 2 en un coup d'œil[1]

Petit déjeuner « sortie de régime à grande vitesse »
Thé ou café : à volonté.
50 à 60 g de pain[2] (soit 2 ou 3 fines tranches de pain complet, de seigle, au son, aux céréales, etc.) ou 40 g de céréales non sucrées (soit 4 à 5 cuillères à soupe).
Un laitage.
Un fruit non pressé (falcutatif).

Déjeuner « sortie de régime à grande vitesse »
Entrée facultative
Crudités ou potage de légumes sans matière grasse.
Plat principal (plat chaud ou salade composée)
Viande, volaille ou poisson, selon votre appétit, et si possible au moins 150 g.
Légumes verts, selon votre appétit, et si possible au moins 200 g.
10 g d'huile[3] (soit 1 cuillère à soupe rase).
Un laitage (falcutatif)
Un fruit frais (facultatif)

Diner[4] « sortie de régime à grande vitesse »
Entrée facultative
Crudités ou potage de légumes sans matière grasse.
Plat principal (plat chaud ou salade composée)
Poisson, viande ou volaille, au moins 70-100 g.
100 à 150 g de féculents pesés cuits (soit 2 ou 3 petites pommes de terre ou 4 à 6 cuillères à soupe de pâtes, riz, semoule, maïs, légumes secs, etc.)
Légumes : un volume supérieur ou égal à celui des féculents.
10 g d'huile[3] (soit 1 cuillère à soupe rase).
Un laitage (falcutatif)
Un fruit frais (falcutatif)

1. Ce résumé de la méthode peut vous être utile dans vos déplacements. Mais n'oubliez pas qu'il ne prend sens qu'intégré au sein des nombreux conseils et variantes de cet ouvrage. Ce ne sont que des grandes lignes que ces conseils vous permettront d'adapter à vos besoins et à vos envies.
2. Avec 1 noisette de beurre (soit 5 g) et 2 cuillères à soupe de miel ou de confiture.
3. Vous pouvez remplacer l'huile par une autre matière grasse (voir page 48).
4. Vous pouvez, quand vous le souhaitez, permuter les féculents du dîner vers le déjeuner.

Mes menus pour l'étape 2	
Déjeuner	**Dîner**
Thon frais poêlé sauce curry (curry, yaourt, échalote) Tomates au four et tagliatelles	Filet de veau rôti à l'ail Carottes et champignons braisés Poignée de cerises
Jambon de Paris Fagots de haricots verts (entourés d'une tranche de bacon) Nectarine	Bar au four, filet d'huile d'olive Brocoli et pommes vapeur Yaourt aux fruits
Mixed gril (filet de porc, filet de bœuf et escalope de poulet) Mixed de légumes braisés (fenouil, courgettes, carottes) Yaourt nature	Assiette froide : miettes de crabe, asperges, feuilles de laitue, maïs et rondelles de tomates, sauce fromage blanc et ciboulette Fraises
Palette de porc demi-sel (cuit dans de l'eau bouillante avec oignon + clous de girofle) Haricots verts et flageolets Fromage blanc 20 % MG	Melon Pavé de saumon grillé Épinards à la crème (épinards frais avec une cuillère à soupe de crème allégée)
Œufs sur le plat Courgettes et riz basmati Pêche	Côte de veau à la sauge (feuilles de sauge + crème fraîche allégée + jus de citron) Carottes Vichy Fromage blanc 20 %
Filet de flétan vapeur Poivrons grillés et semoule Yaourt aux fruits Tranche de pastèque	Crudités (concombres, radis, chou-fleur) sauce verte Rosbif Haricots verts à l'anglaise
Filet de poulet mariné au citron grillé sauce fromage blanc + menthe + coriandre + jus de citron Mixed de chou-fleur, brocoli et blé Yaourt nature	Jambonneau grillé Flan à la piperade Framboises

Selon le temps dont vous disposez et vos envies, vous pouvez ajouter au plat principal une entrée (voir page 267), un laitage, un fruit.

Étape 3 : je souhaite maigrir encore

Récapitulons : vous avez suivi votre régime à grande vitesse pendant trois à huit semaines (c'est ce que j'ai nommé « l'étape 1 »). Vous avez ensuite appliqué le programme « sortie de régime à grande vitesse » pendant deux semaines (l'étape 2). Vous voici maintenant dans l'étape 3. Deux cas de figure sont possibles :

- soit vous avez atteint votre objectif, et votre souci est maintenant de stabiliser votre poids (voir page 101) ;
- soit vous considérez que vous n'avez pas encore perdu tout le poids que vous souhaitez perdre, et il vous faut donc encore maigrir.

Si vous aviez un nombre élevé de kilos à perdre, si vous souhaitez encore perdre du poids après les semaines de régime à grande vitesse, plusieurs solutions s'offrent à vous.

> Quelle que soit la solution adoptée, vous pouvez accélérer périodiquement vorte perte de poids en rééditant le régime « à grande vitesse » (voir page 22).
> Mais n'oubliez pas alors d'en respecter les précautions (voir page 155).

➤ *Première solution : j'ai confiance en moi, j'opte pour le régime « pleine forme »*

Avec le mode de vie d'aujourd'hui, le dîner représente pour la plupart des Français le repas le plus convivial, celui que l'on préfère privilégier, tandis que le déjeuner a un aspect plus fonctionnel : on est plus rarement en famille et on a moins de temps pour manger.

Si tel est votre cas, si vous aimez vous simplifier la vie, si vous appréciez les féculents ainsi que les desserts à base de fruits, si vous avez envie d'une grande souplesse pour votre petit déjeuner, le régime « pleine forme » est probablement fait pour vous. Il reprend les grands principes de l'étape 2, que je vous incite donc instamment de relire et de retenir. Les principales différences tiennent au fait que les aliments riches en glucides lents vous sont proposés à volonté ; vous en consommerez donc selon votre faim, un peu, beaucoup ou… pas du tout :

• au petit déjeuner : le pain ou les céréales (mais vous ne dépasserez pas une noisette de beurre et deux cuillères à café de miel ou de confiture quel que soit le nombre de tartines,

• au dîner (ou au déjeuner) les féculents, tandis que l'autre repas ne comportera ni pain ni féculents.

Le fait que le pain au petit déjeuner ainsi que les féculents au déjeuner ou au dîner vous soient proposés « à volonté » ne signifie pas que vous soyez obligé d'en consommer. Si certains jours vous avez peu faim, vous pouvez, par exemple, ne prendre qu'un laitage et un fruit le matin et/ou ne prendre des féculents ni à midi ni le soir.

Le régime « pleine forme » en un coup d'œil[1]
Petit déjeuner « pleine forme » Thé ou café : *à volonté* Tartines ou céréales : *à volonté, selon votre appétit* Un laitage Un fruit (non pressé)
Déjeuner[3] « pleine forme » **Entrée (facultative)** Crudités ou potage de légumes (sans matière grasse) **Plat principal (plat chaud ou salade composée)** Viande ou poisson : *à volonté* Légumes : *à volonté* 1 cuillère à soupe d'huile[2] (10 g) **En fin de repas (facultatifs)** Un laitage Un fruit
Dîner[3] « pleine forme » **Entrée (facultative)** Crudités ou potage de légumes (sans matière grasse) **Plat principal (plat chaud ou salade composée)** Viande peu grasse ou poisson : *50 à 100 g*[4] Féculents : *à volonté, selon votre appétit* Légumes : *volume supérieur ou égal à celui des féculents* 1 cuillère à soupe d'huile[2] (10 g) **En fin de repas (facultatifs)** Un laitage Un fruit

1. Ce résumé de la méthode peut vous être utile dans vos déplacements. Mais n'oubliez pas qu'il ne prend sens qu'intégré au sein des nombreux conseils et variantes de cet ouvrage. Ce ne sont que des grandes lignes que ces conseils vous permettront d'adapter à vos besoins et à vos envies.
2. Vous pouvez remplacer l'huile par une autre matière grasse (voir page 48).
3. Vous pouvez inverser le déjeuner et le dîner quand vous voulez.
4. Ces portions peuvent être plus élevées si vous avez très faim.

Le plat complet :
votre liberté, mes trois conseils

Votre liberté : suivez votre appétit en mangeant
– autant de féculents que vous le souhaitez.

Mes trois conseils :
– prenez autant ou plus de légumes que de féculents,
– limitez l'huile à une cuillère à soupe (ou une quantité équivalente – voir page 48 – d'une autre matière grasse),
– mangez lentement et arrêtez quand vous n'avez plus faim.

Le tableau de la page 97 vous propose un résumé succinct du régime « pleine forme ». Il est par ailleurs détaillé dans un ouvrage[1] destiné à ceux qui souhaitent maigrir en forme et en mangeant de tout, même si c'est à un rythme moins rapide qu'avec le régime à grande vitesse.

La pratique du déjeuner et du dîner « pleine forme » est identique à celle « à grande vitesse » en ce qui concerne :
– la liberté des horaires (voir page 59),
– les repas sur le pouce (voir page 60).

➤ *Deuxième solution : j'ai besoin de repères, je prolonge l'étape 2*

Pour réduire vos contraintes, pour faciliter le contrôle naturel de votre appétit, pour vous aider à perdre du poids mais aussi à ne pas en reprendre après, la plupart des familles

1. Jacques Fricker, *Maigrir en grande forme*, *op. cit.*

d'aliments proposées dans le régime « pleine forme » le sont « à volonté », c'est-à-dire que je vous recommande de suivre votre appétit pour en déterminer les quantités.

Si vous êtes dérouté par cette liberté, que vous avez du mal à percevoir vos sensations de faim et de satiété ou que vous avez peur d'être débordé par des « pulsions », vous aurez encore besoin de repères pour continuer à maigrir. Alors, je vous conseille de prolonger plusieurs mois l'étape 2 (voir pages 79 à 94). Sans risque de carence, les femmes perdent généralement 2-3 kilos par mois, les hommes 3-4.

Sachez relativiser ces repères, ne soyez pas obsédé au gramme près et ne soyez pas étonné si votre appétit vous conduit certaines fois à manger un peu plus, d'autres un peu moins que ne l'indiquent ces repères.

Si, au cours de cette étape 2 prolongée, vous êtes particulièrement tenté de savourer un dessert plus gourmand qu'un simple fruit, remplacez une fois par semaine le fruit par :

– *deux boules de sorbet,*
– *ou une part de tarte aux fruits.*

Cette proposition n'est, bien sûr, pas une obligation, mais sachez que vous pouvez y céder sans pour autant nuire à votre amaigrissement. Vous serez donc, j'espère, plus décontracté lors de vos sorties au restaurant ou chez des amis. Si vous le souhaitez, vous pouvez remplacer la part de tarte aux fruits par une part de crumble, de clafoutis ou d'apfelstrudel. L'important est que cette pâtisserie comporte des fruits.

➤ *Troisième solution : je reprends le régime que je suivais avant le régime à grande vitesse*

Pour certains d'entre vous, le régime à grande vitesse ne sera qu'une parenthèse entre deux périodes d'un régime que vous suivez depuis plusieurs mois et qui, selon les cas, peut avoir diverses origines :

- un régime prescrit par un médecin ou par une diététicienne,
- un régime lu dans un livre ou dans un magazine,
- un régime confectionné par vos propres soins.

Si vous avez entre-temps suivi le régime à grande vitesse, c'est que vous avez souhaité accélérer la cadence. Au bout de la période à très grande vitesse, n'hésitez pas à reprendre votre régime initial, si tant est que celui-ci :

• n'exclue pas de façon systématique certaines familles d'aliments et vous permette donc de bénéficier de chacune ;

• soit en harmonie avec vos goûts et vos habitudes familiales et professionnelles ;

• soit suffisamment efficace pour vous faire maigrir.

Vous pourrez donc alterner le régime que vous appréciez sur le long terme avec des phases de régime à grande vitesse, sans dépasser huit semaines pour ce dernier (voir page 23).

Je stabilise mon nouveau poids

En suivant votre route, en utilisant selon vos besoins les régimes « pleine forme » et « grande vitesse », vous avez atteint votre objectif : votre poids et votre silhouette vous conviennent à présent. La période de stabilisation commence.

Pourquoi la stabilisation est-elle une étape délicate ?

La stabilisation est un moment capital, celui où la plupart trébuchent : quel que soit le régime, il est relativement facile de perdre des kilos, mais plus difficile de ne pas en reprendre.

Plusieurs facteurs expliquent ce phénomène :

- on peut facilement s'imposer des contraintes lorsqu'on voit le poids baisser sur la balance, mais plus difficilement lorsque c'est pour un résultat mathématiquement nul, c'est-à-dire pour maintenir stable son nouveau poids ;
- après avoir perdu du poids, l'organisme brûle un peu moins d'énergie pour la simple raison qu'il a moins de travail à fournir : un moindre volume de tissus vivants à entretenir ; un moindre poids à transporter lors de la marche, du sport ou des autres activités physiques.

Les mécanismes qui président à la reprise de poids sont encore accentués lorsque le régime amaigrissant a été déséquilibré ou frustrant.

Pourquoi les régimes déséquilibrés conduisent à reprendre le poids perdu

– Un régime pauvre en protéines conduit à une perte importante du volume des muscles et des organes, d'où une chute accélérée des dépenses d'énergie et une reprise de poids quasi inévitable à leur arrêt ; c'est le cas, par exemple, du « régime ananas », du « régime pamplemousse » ou, plus récent, du régime basé sur la « soupe au chou ».
– Lorsqu'ils durent plusieurs mois, les régimes riches en lipides et pauvres en glucides conduisent au même phénomène, même si c'est à un degré moindre ; de plus, ils augmentent l'attirance pour le gras, d'où une difficulté à stabiliser son poids.
– Les régimes qui affament, ou ceux qui sont bourrés d'interdits (comme les régimes protéines exclusifs qui n'autorisent ni fruits ni légumes) conduisent à une telle frustration que, l'objectif atteint et le régime terminé, on a tendance à se « ruer » vers tout ce qui manquait auparavant.
– Les régimes qui compliquent trop la vie quotidienne et vous imposent des contraintes excessives (comme certains régimes protéinés à base de sachets) vous laissent complètement démuni lorsqu'il s'agit de recommencer une vie normale.

Mes repères pour me stabiliser

Les études scientifiques le démontrent, l'expérience médicale au quotidien le confirme : quel que soit le régime, le médicament ou toute autre méthode choisie pour perdre du poids, vous reprendrez les kilos perdus si, à l'arrêt de la méthode initiale, vous n'adoptez pas des comportements différents de ceux qui vous avaient conduit à grossir une première fois, et notamment comme le montre l'étude de J. K. Harris et R. Wing, deux chercheurs américains :

– Bouger plus souvent (voir page 112).
– Garder un contact avec votre thérapeuthe si vous aviez eu recours à un professionnel pour vous aider à maigrir. Ce contact peut être rare (tous les trois ou six mois par exemple) et à distance (par téléphone, courrier, fax, e-mail, etc.), mais vous stabiliserez mieux votre poids.
– Consommer plus de légumes.
– Manger moins gras.
– Éviter, sans pour autant les diaboliser ou les bannir totalement, certains aliments très riches et peu rassasiants comme les chips, les hot dogs, les sucreries à longueur de journée, etc.

Je reste mince : mes nouveaux menus

Pour vous stabiliser, je vous propose une façon de manger qui a, en outre, l'intérêt d'être optimale pour la santé.

Comment maigrir pour stabiliser ensuite naturellement son nouveau poids

Stabiliser son poids, cela ne signifie pas avoir, chaque matin, exactement le même poids sur la balance, mais plutôt laisser osciller son poids à plus ou moins deux kilos autour d'un niveau d'équilibre. Le sens et l'amplitude de ces oscillations dépendent des événements de votre vie et de leurs influences sur votre façon de vous nourrir.

La stabilisation est censée se prolonger… le reste de votre vie ; c'est tout du moins votre nouvel objectif à présent que vous avez atteint *votre* « poids idéal ».

Vous imposer des contraintes contraires à vos sensations de faim et à vos goûts s'avérerait impossible sur une durée de plusieurs années. En revanche, les choses seront plus faciles si vous avez apprécié les habitudes prises au cours des étapes « grande vitesse » et/ou « pleine forme » :

- Être libre de manger à votre faim les légumes, la viande et le poisson ainsi que, au cours du régime « pleine forme », le pain (au petit déjeuner) et les féculents (au déjeuner ou au dîner) : votre corps apprend ainsi à retrouver puis à écouter ses sensations naturelles de faim et de satiété.
- Manger des légumes à chaque repas, même en présence de féculents : ainsi, même si votre repas est copieux, les calories sont « diluées », ce qui permet aux mécanismes naturels de régulation de la prise alimentaire et du poids de s'effectuer correctement. Si vous appréciez les légumes, c'est (presque) gagné pour la stabilisation.
- Modérer la quantité de matières grasses. Votre organisme s'y sera habitué au cours de la perte de poids, et il aura à présent des difficultés à digérer les repas trop gras : par goût, vous apprécierez une cuisine moins grasse que celle que vous pratiquiez avant.
- Retrouver la confiance en vos capacités à ne pas souffrir de la faim, même après des repas légers, à partir du moment

où ceux-ci sont agréables et rassasiants. C'est le cas avec les repas centrés sur la viande ou le poisson et les légumes proposés au cours du régime « à grande vitesse ».
- Ne pas s'imposer d'interdits, mais savoir comment compenser.
- S'adapter à chaque situation, en famille, chez des amis, au restaurant, etc.

➤ *Au petit déjeuner*

• Mangez selon votre faim (un peu, beaucoup ou… pas du tout) du pain ou des céréales riches en glucides lents (voir pages 81 à 86), mais modérez les quantités de beurre, de miel et de confiture.

• Pour l'effet rassasiant et reconstituant de ses protéines, prenez un laitage (ou un autre aliment riche en protéines comme un œuf ou du jambon). Pour votre santé, ajoutez-y un fruit (mais évitez les jus de fruits) ; si, au déjeuner comme au dîner, vous consommez un fruit et une belle portion de légumes, le fruit du petit déjeuner a moins d'importance.

➤ *Au déjeuner et au dîner*

• L'entrée n'est en rien indispensable, sauf si votre plat principal ne comporte pas de légumes ; n'en prenez que si vous en avez envie, et composez-la le plus souvent à partir des légumes : crudités, salade composée ou potage, en prenant soin de modérer les quantités d'huile de vos vinaigrettes.

• Les féculents peuvent être présents dans votre assiette en fonction de votre faim (un peu, beaucoup ou… pas du tout). Faites-les cuire le plus souvent sans matière grasse : ne prenez des frites ou des pommes de terre sautées qu'une fois par semaine. De plus, consommez-les non pas à la place mais avec

Ce que « à volonté » veut dire

Dans chaque étape, la plupart des aliments proposés le sont dans des quantités « à volonté ». Cela ne signifie pas que vous deviez vous en « gaver », mais que vous avez intérêt à vous en remettre à vos sensations de faim et de satiété ; c'est ainsi que vous aurez le plus de chances de maigrir confortablement puis de réussir à vous stabiliser. Écoutez votre corps, faites confiance à vos sensations. Si certains jours votre appétit est grand, vous mangerez plus ; d'autres, vous mangerez moins : votre corps contrôle la situation. Avec ce livre, vous disposez d'une façon de choisir vos aliments et de composer vos repas qui autorise cette liberté et ce respect de vos sensations, sans remettre pour autant en cause votre perte de poids. Et si, au début notamment, vous avez du mal à percevoir vos sensations, reportez-vous aux portions proposées page 93.

des légumes (voir page 91). Composez votre assiette de façon telle que les légumes prennent autant ou plus de place que les féculents, quitte, si vous avez très faim, à vous resservir de ces deux familles d'aliments, base de votre réussite.

- Les féculents étant riches en énergie et en protéines végétales, contentez-vous d'un morceau modeste (50 à 150 g) de viande, de volaille ou de poisson ; vous pouvez également le remplacer par des œufs (1 à 3) ou du fromage râpé . Lorsque votre repas ne comporte ni pain ni féculents, adaptez les parts de viande et de poisson à votre appétit (vous aurez sans doute besoin de les augmenter).
- Modérez les quantités de matières grasses dans l'entrée comme dans le plat principal : apprenez à cuisiner de façon savoureuse avec moins de matières grasses en utilisant les

nombreux conseils culinaires ou idées de recettes proposés dans ce livre, et en innovant selon vos idées.

• En fin de repas, choisissez plus souvent un laitage que du fromage, un dessert à base de fruits que d'autres pâtisseries. Rappelez-vous également que le produit laitier comme le dessert sont facultatifs : là aussi, suivez vos envies du moment.

• Modérez les quantités de pain (voire évitez-le) au déjeuner et au dîner, s'il y a des féculents ; et choisissez un pain dense et compact comme le pain de seigle ou le pain aux céréales (voir page 81).

• Choisissez les boissons qui vous plaisent (eau minérale ou eau du robinet, eau plate ou eau gazeuse, eau nature ou eau aromatisée aux extraits de fruits ; thé, café ou tisane non sucrée ; jus de tomate, citron pressé, etc.) mais ne les sucrez pas (sauf éventuellement avec un édulcorant) et évitez les boissons sucrées (sodas, limonades, sirops, etc.) ainsi que les jus de fruits (voir page 66).

Si vous l'appréciez, prenez du vin, mais ne dépassez pas, sauf repas « exceptionnel », trois verres par jour pour un homme et deux pour une femme.

➤ *Pour les petites faims entre les repas*

Choisissez des en-cas riches en fibres et/ou en protéines et/ou en glucides lents :

- un fruit (pourquoi pas une pomme, ou une banane, ou encore des abricots, faciles à emporter et à manger sur le pouce),
- une tartine de pain de seigle avec du fromage,
- un yaourt ou un œuf dur,
- des tomates cerises, des radis ou des morceaux de petits légumes.

J'écoute mon corps

J'espère que la pratique de mes conseils vous aura permis de maigrir tout en conservant ou en retrouvant vos sensations de faim et de satiété. Restez à l'écoute de votre corps : mangez lorsque vous avez faim, arrêtez-vous lorsque vous vous sentez rassasié ; vous observerez sans doute que la faim augmente le plaisir à manger et que, à l'inverse, le plaisir disparaît lorsque l'on est rassasié : pourquoi, alors, continuer à manger lorsque vous n'avez plus faim ? Ne vous sentez pas obligé de terminer votre assiette et de manger sans plaisir.

Pourquoi, comment faire confiance à son corps ?

Présent dans une région du cerveau dénommée « hypothalamus », le centre de la faim adapte notre appétit à nos besoins. Il induit la faim lorsqu'on manque d'énergie, puis le rassasiement lorsqu'on a assez mangé. Mais il se dérègle en cinq circonstances :

- Lorsque les calories sont « bues » : sodas, sirops, jus de fruits, thé glacé et toutes les autres boissons sucrées.
- Lorsque l'alimentation est trop concentrée en calories : d'où l'intérêt de modérer les quantités de matières grasses (aliments les plus concentrés) et d'inclure à chaque repas des légumes (aliments les moins concentrés).
- Lorsque les glucides sont trop vite assimilés, d'où l'importance du choix du pain et des céréales du petit déjeuner (voir pages 81 à 86) et de la présence des légumes et/ou des fruits (leurs fibres ralentissent l'assimilation du repas).
- Lorsqu'on est trop sédentaire (voir page 112).
- Lorsqu'on mange trop souvent en réponse aux émotions ou au stress (voir page 114).

Ainsi, vous pourrez stabiliser votre poids, sans avoir à faire attention à autre chose qu'à vos sensations de plaisir à manger, de faim et de satiété.

Cependant, si une telle liberté vous fait peur, notamment dans les premiers mois qui suivent votre amaigrissement (c'est-à-dire dans les premiers mois de la stabilisation), je vous propose trois schémas plus directifs ; choisissez celui qui convient à votre personnalité, à vos goûts et à vos contraintes.

➤ *Féculents à chaque repas*

Si vous appréciez particulièrement l'association féculents et légumes, si vous avez besoin d'avoir l'estomac bien rempli, choisissez alors de vous stabiliser avec une « extension » du régime « pleine forme » (voir page 96) :

- un petit déjeuner identique à celui préconisé dans le régime « pleine forme »,
- un déjeuner et un dîner calqués tous deux sur le repas copieux (voir page 98), centré autour d'un plat complet comprenant à la fois des féculents et des légumes consommés à volonté (avec de la viande, du poisson ou des œufs et un peu de matière grasse), tandis que l'entrée, le laitage et le fruit sont mis à votre disposition selon votre appétit, mais non obligatoires.

➤ *Pour les amateurs de pain et de fromage*

Si vous tenez particulièrement au pain et au fromage, je vous conseille, pour vous stabiliser, de suivre le programme proposé dans le régime « pleine forme » (c'est-à-dire avec des féculents à un seul repas, voir pages 96 à 98), en y ajoutant :

- un à deux morceaux de 30 g de fromage par jour,
- deux à quatre tranches de pain (complet, de seigle, aux céréales, etc.) à partager entre le déjeuner et le dîner.

➤ *Pour les amateurs de matières grasses et de pâtisseries*

Si ce sont surtout les matières grasses qui vous ont manqué pendant que vous maigrissiez, si vous souhaitez plus d'onctuosité dans vos plats, plus d'huile dans vos vinaigrettes, plus de crème et de beurre dans vos sauces, ce modèle sera pour vous.

• Vous conserverez les règles préconisées dans le régime « pleine forme » tout en augmentant les doses de matières grasses. Vous aurez ainsi : trois cuillères à soupe d'huile (ou leur équivalent, voir page 48) par jour à répartir comme vous le souhaitez entre le déjeuner et le dîner, entre les salades et les plats cuisinés.

• Par ailleurs, toujours dans cette option, vous pourriez vous offrir deux ou trois pâtisseries de votre choix par semaine.

En résumé : votre programme pour maigrir vite
ÉTAPE 1 : le régime « à grande vitesse » 3 à 8 semaines *ÉTAPE 2 : le programme « sortie de régime à grande vitesse »* (voir page 79) 2 semaines *ÉTAPE 3 : l'après-régime « à grande vitesse »* • Si vous souhaitez perdre encore du poids, vous avez trois façons d'y parvenir : – vous passez au régime « pleine forme » (voir page 96) – vous prolongez l'étape 2 pendant le nombre de semaines que vous souhaitez (voir page 98) – vous reprenez un autre type de régime (voir page 100) • Lorsque vous avez suffisamment maigri et que vous souhaitez stabiliser votre poids, suivez le programme « stabilisation de votre poids » (voir page 101)

Je reste vigilant

➤ *Je ne me culpabilise pas*

La remarque est la même que celle préconisée pour votre phase d'amaigrissement : il est souhaitable de se fixer un cap (à présent, ne pas reprendre de poids), puis de se donner les moyens pour y arriver mais sans considérer la partie comme perdue lorsqu'on s'écarte du chemin prévu : les « extra » font partie de notre vie, de notre plaisir et de notre équilibre. Il est donc évident que vous ne pourrez pas suivre chaque jour parfaitement les conseils proposés pour vous stabiliser, quels que soient ceux-ci.

L'important n'est pas ce qui se passe sur une journée, ni même sur un week-end ou une semaine, mais votre parcours sur le long terme, sur plusieurs mois. Après avoir été habitué à une alimentation plus équilibrée grâce à votre régime amaigrissant, il est probable que votre corps rectifie de lui-même le tir après vos « extra », comme le fait l'organisme des personnes qui n'ont jamais eu de problèmes de poids. Et si tel n'était pas le cas, vous avez à votre disposition les moyens qui suivent pour rétablir le cap.

➤ *Le régime « à grande vitesse » d'une journée ou d'une semaine pour compenser*

Si vous n'avez pas suffisamment confiance en votre instinct pour rétablir l'équilibre après des « extra » copieux, faites appel à votre volonté : suivez le régime « à grande vitesse » après l'« extra ». Ainsi, vous vous sentirez plus sûr de vous, plus libre dans les moments festifs et vous parviendrez à stabiliser tout en menant une vie sociale normale.

• Une journée « grande vitesse » suffit pour effacer les effets « grossissants » d'un repas très copieux, par exemple un lundi « grande vitesse » le lendemain d'un déjeuner dominical festif.

• Si vous avez gardé plus d'un kilo d'un week-end, de vos vacances ou de toute autre période à risque pour votre poids, n'hésitez pas à revenir au régime « grande vitesse » pendant deux-trois jours voire une semaine complète afin de retrouver au plus tôt le poids où vous vous sentez bien.

➤ *Je me pèse une fois par semaine*

Lorsque vous souhaitez vous stabiliser, montez sur la balance une fois par semaine ou une fois tous les quinze jours. Lorsque le poids sur la balance dépasse de plus de 1,5 kg le poids que vous souhaitiez conserver, il vous faut réagir vite, sous peine de vous retrouver avec 5 kilos en plus au bout de six mois. Quelques journées « grande vitesse » peuvent vous y aider.

En revanche, les oscillations du poids inférieures à 1 ou 1,5 kg n'ont pas de signification particulière : le poids n'est pas une valeur fixe établie une fois pour toutes, et il est normal que, selon les jours, il présente des variations en plus ou en moins de quelques centaines de grammes, voire d'un kilo autour de votre poids d'équilibre.

➤ *Bien dans mon corps*

Changer sa façon de manger est souvent nécessaire à qui veut maigrir, mais pas toujours suffisant pour qui veut stabiliser son poids. Pour maintenir facilement votre nouveau poids, il est important que vous bougiez suffisamment et que vous soyez bien dans votre tête.

On savait que l'activité physique était primordiale pour la santé. On sait à présent également qu'elle est fondamentale pour éviter de prendre du poids ; à titre d'exemple, on peut signaler qu'un excès de sédentarité constitue la principale cause du caractère « épidémique » de l'obésité dans les pays anglo-saxons ainsi que l'augmentation de l'excès de poids chez l'enfant en France.

Le sport, mode d'emploi

Si vous voulez stabiliser votre nouveau poids, il est donc important que vous bougiez votre corps. Mais ne vous sentez pas pour autant obligé de devenir un athlète : trois heures de sport par semaine suffisent, si possible pas le même jour mais plutôt en trois à sept séances hebdomadaires.

Peu importe le sport pour lequel vous opterez, il vous aidera ; pour faire votre choix[1], deux éléments sont primordiaux si vous souhaitez prolonger votre entraînement au-delà d'un enthousiasme inaugural :

- choisissez un sport que vous appréciez ;
- choisissez un sport pour lequel l'accès aux installations est aisé : si vous devez perdre une heure dans les transports pour aller à la piscine ou dans une salle de gymnastique, vous n'aurez sans doute pas le courage de continuer longtemps.

1. Pour choisir votre activité physique, vous pouvez également vous aider du livre *Le Nouveau Guide du bien maigrir*, Jacques Fricker, Odile Jacob, 2002.

Comment faire de l'exercice sans faire de sport

Si vous ne vous sentez pas l'âme sportive, vous avez d'autres moyens pour lutter contre la sédentarité. L'activité quotidienne comme la marche, la montée des escaliers, le jardinage, le vélo à petite allure ou même le ménage sont tout aussi utiles à qui veut stabiliser son poids. Mais il convient d'y consacrer un peu plus de temps que les trois heures proposées pour le sport : on obtient la même efficacité avec une heure d'activité légère chaque jour.

Fort heureusement, ce sont ces mêmes durées (trois heures de sport ou une heure d'activité légère par jour) qui assurent une longévité optimale. Vous gagnez donc sur les deux tableaux, ligne et santé.

➤ *Bien dans ma tête*

Manger, c'est certes l'équilibre nutritionnel, mais c'est également le plaisir des sens, le partage avec les autres et, pour beaucoup d'entre nous, un remède contre le stress, l'ennui ou la déprime.

Si vous avez du mal à maîtriser l'une des dimensions « psychologiques » de la prise de nourriture, il est probable que vous puissiez bénéficier, tant pour votre « moral » au sens large que pour votre poids, d'une approche psychothérapeutique du problème. Selon les cas[1], celle-ci peut se dérouler avec votre médecin traitant, un médecin nutritionniste, un psychologue, un psychiatre voire un psychanalyste.

---

1. Voir *Le Nouveau Guide du bien maigrir*, *op. cit.* ; Gérard Apfeldorfer, *Maigrir, c'est dans la tête*, Odile Jacob, 2007.

Bien dans mon régime

Si vous avez du mal à contrôler votre poids, si la lutte contre les kilos est devenue un combat incessant, vous avez besoin de nouvelles « règles » pour bien vous nourrir et contrôler votre poids. Mais ces règles que vous choisissez ne doivent pas devenir un dogme, ce sont elles qui sont à votre service (vous aider à maigrir puis à stabiliser votre nouveau poids) et non le contraire : par souci de réalisme, par besoin de fantaisie, elles sont faites pour être enfreintes de temps à autre ; par souci d'efficacité, elles se doivent de correspondre à une réalité, et donc s'avérer souples et modulables, pour respecter votre métabolisme, vos goûts et votre mode de vie. Avec ce livre, je vous propose des repères et non des lois : sachez les adapter avec souplesse à votre quotidien, plutôt que les suivre de façon rigide.

TROISIÈME PARTIE

Restaurant, fringales, invitations : je gère les moments délicats

Certaines circonstances, certains moments de la journée ou de la vie sont moins propices à la conduite d'un régime. Ce sont en quelque sorte les écueils que vous pouvez croiser au cours de votre navigation. Rien de bien inquiétant toutefois si vous savez être vigilant et réagir dans le calme et la sérénité. Que ce soit en vacances ou au restaurant d'entreprise, chez des amis ou lors d'une fringale, n'ayez plus peur de ces moments délicats ; ils ne mettront pas en péril votre réussite si vous savez bien les gérer.

J'ai envie de manger entre les repas

Au sens médical du terme, la fringale correspond à un manque d'énergie de l'organisme qui se traduit par une sensation de faim et la recherche impérieuse de nourriture ; cette sensation de manque, cette faim bien réelle, vous risquez d'avoir à l'affronter dans les premières quarante-huit heures de ce régime. Ensuite, votre corps va s'habituer à puiser dans votre graisse l'énergie qui lui manque : cela vous permettra à la fois de perdre des kilos et de ne plus souffrir de la faim.

Dans le langage courant, avoir une fringale signifie également avoir envie de manger, quelle qu'en soit la raison. Voyons-en ensemble les principales causes et les meilleures solutions.

Je définis la cause de mes fringales

➤ *J'ai faim*

Pensez d'abord au plus simple : si vous avez envie de manger entre les repas, c'est peut-être parce que vous avez faim. La faim se manifeste généralement par un creux au niveau de l'estomac et une certaine nervosité, puis un malaise avec sensation de faiblesse et sueurs (voire, à l'extrême, par une perte de connaissance liée à l'hypoglycémie). Cela traduit un manque d'énergie, votre corps a du mal à bien fonctionner et à assurer les activités que vous souhaitez lui imposer. La cause en est souvent des repas trop légers, une absence de glucides lents ou, paradoxalement, la consommation dans les heures qui précèdent d'une boisson sucrée ou de glucides rapides (sucreries, pain blanc, certaines céréales – voir pages 79 et 84).

Contrairement à ce que vous pourriez penser, vous n'avez alors intérêt à boire ni boisson sucrée (soda, café ou thé sucré, etc.) ni jus de fruits. En effet, trops riches en glucides rapides, ces boissons vous donneraient certes un mieux temporaire mais elles entraîneraient, en retour, une brusque sécrétion d'insuline par le pancréas, ce qui a deux inconvénients majeurs :

- ralentir votre perte de poids ;
- diminuer brutalement en une demi-heure à une heure le niveau du sucre dans votre sang (la glycémie), facteur favorisant la réapparition du « coup de pompe » voire du malaise (le malaise hypoglycémique). Vous risqueriez de pâtir du cercle vicieux : j'ai une fringale, je bois sucré, j'ai une nouvelle fringale, je bois sucré… et je grossis.

Que faire en cas de fringale ?

Lorsque vous aurez du mal à supporter votre faim, vous aurez intérêt à manger un laitage et/ou un fruit ou encore des légumes à la croque avec une tranche de jambon ou un œuf dur (voir pages 123 à 128) : ces aliments vous procureront une énergie disponible pour votre organisme, mais ils n'entraîneront pas de réaction brutale du pancréas. Ils seront plus efficaces (mais peut-être moins « goûteux » !) que les biscuits allégés ou les biscuits de régime.

Pourquoi vous aurez sans doute faim au début du régime « grande vitesse »

Dans ce régime conçu pour maigrir vite sans mettre en jeu sa santé, c'est volontairement que j'ai très nettement limité la place des aliments riches en glucides lents (féculents, pain, fruits...). De ce fait, la sécrétion d'insuline par votre pancréas va fortement baisser, ce qui facilitera la capacité de votre organisme (votre cerveau, vos muscles, vos organes) à puiser « un maximum » dans vos graisses pour trouver l'énergie qui lui manque dans votre nourriture en raison de l'absence d'aliments riches en glucides lents : vous maigrirez plus vite. Comme cette capacité à extraire de l'énergie de la graisse du corps met environ deux jours pour se manifester, ne soyez pas étonné si vous avez faim en début de régime, votre organisme risque en effet d'être en état de manque ; les choses devraient aller mieux dès le troisième jour. Et si vous n'arriviez pas à tenir, notamment en début de régime, reportez-vous aux conseils qui suivent.

➤ *Je suis stressé*

Il est très fréquent que l'on ait envie de manger non parce que l'on a faim, mais pour calmer une certaine nervosité, pour soulager un stress. Cette réaction n'a rien d'aberrant et est même parfaitement saine : le fait de manger un aliment que l'on apprécie conduit le cerveau à fabriquer des molécules appelées « opiacés endogènes », molécules qui calment et relaxent. Une telle attitude est moins dommageable pour votre santé que si vous développiez un ulcère de l'estomac ou un infarctus, ou si vous adoptiez des comportements plus dangereux tels que, par exemple, l'alcoolisme. Mais pour votre projet de devenir ou de rester mince, le fait de manger en réponse au stress risque de tout remettre en question.

Il est un moment où l'envie de manger se manifeste tout particulièrement : c'est lorsque l'on rentre à son domicile le soir, après une journée de travail. Fréquemment, surtout chez les femmes, l'envie de manger est ressentie comme impérieuse, souvent favorisée par les stress de la journée ou par les « obligations » de la soirée (préparer le dîner, s'occuper des enfants et retrouver son mari, etc.). Le fait de pouvoir manger apparaît alors comme le seul espace de liberté qui subsiste entre les contraintes professionnelles d'une part, les contraintes familiales de l'autre. Cette attitude se rencontre aussi de plus en plus souvent chez les hommes, notamment lorsqu'ils rentrent tard chez eux après une longue journée de travail : le premier geste sera alors d'ouvrir le réfrigérateur en attendant le dîner...

Si tel est votre cas, vous pouvez d'abord essayer de trouver un autre moyen de vous relaxer : prendre un bain, écouter de la musique, lire un magazine, etc. Vous pouvez aussi boire ou manger, mais alors, suivez mes conseils (voir pages 119 à 124) afin que cette prise de nourriture ne nuise pas à votre projet d'amaigrissement.

➤ *Je m'ennuie*

Le stress peut déclencher une prise de nourriture, mais l'absence de stimulation et l'ennui ont souvent la même conséquence. On mange alors pour trouver, à travers la nourriture, les sensations que l'on n'a pas par ailleurs. Une telle situation se retrouve souvent le week-end, notamment pour des personnes qui vivent seules : cette période de deux jours « à remplir » est parfois difficile à vivre.

Si tel est votre cas, un premier conseil : tentez d'analyser les raisons pour lesquelles vous vous ennuyez. Cette analyse, vous pouvez la réaliser seul, mais également en parlant à un très bon ami, ou encore à un médecin ou à un psychologue. Ainsi, vous aurez plus de chance de trouver des solutions de fond à votre problème. En attendant, et si vous ne trouvez pas d'autre moyen pour vous satisfaire, mangez, mais si vous souhaitez maigrir, choisissez les aliments proposés plus loin.

➤ *Je suis gourmand(e)*

Ce peut être tout simplement la recherche de plaisir qui vous conduit à manger entre les repas, sans que vous soyez pour autant gagné par le stress ou l'ennui. Cette recherche de plaisir gustatif peut être liée à des repas trop tristes ; soignez donc vos repas, que ce soit le petit déjeuner, le déjeuner ou le dîner, afin que vos papilles gustatives, satisfaites et repues, ne ressentent pas l'envie de grignoter entre les repas.

Et si cela ne suffit pas : cédez…, mais cédez pour des produits qui vous feront plaisir sans trop ralentir votre amaigrissement (voir pages suivantes).

Je cherche à calmer mes « fringales »

➤ *Je mange suffisamment pendant les repas*

Si vous mangez souvent entre les repas et que cette attitude vous fasse grossir, un premier impératif : mangez au cours des repas suffisamment de légumes et d'aliments riches en protéines (viande, poisson, œufs). Ces aliments ont un effet rassasiant irremplaçable si vous souhaitez à la fois maigrir vite et ne pas souffrir de la faim. Et, au cours du régime « pleine forme » puis de la stabilisation, appréciez l'association féculents-légumes (voir page 91), apte à satisfaire les grands appétits.

Ne croyez pas cependant qu'il soit « interdit » de manger entre les repas ; tout dépend en fait de ce que vous consommerez. On peut fort bien maigrir tout en mangeant entre les repas, mais il convient alors de choisir des aliments qui présentent plusieurs qualités :

– vous satisfaire ;
– calmer votre appétit ;
– ne pas nécessiter de préparation ;
– ne pas entraver votre perte de poids.

Comme vous allez le lire, plusieurs solutions sont possibles.

➤ *Je bois une boisson agréable et non sucrée*

Le seul fait d'avoir quelque chose en bouche, une saveur agréable, calme parfois l'envie de manger ; quoi de mieux alors que de boire, mais attention, une boisson sans alcool et non sucrée puisque vous voulez maigrir tout en calmant votre envie.

Choisissez une boisson que vous appréciez vraiment ; il est rare que l'eau toute simple suffise. Par contre, profitez de boissons telles que :

– votre eau pétillante préférée,
– les eaux aromatisées à la menthe, au citron ou à l'orange, mais non sucrées (Badoit, Volvic, Perrier, Salvetat),
– un jus de tomate, ou un citron pressé (pour ce dernier, sans sucre mais avec un édulcorant si vous le souhaitez),
– un café, du thé ou une tisane,
– une boisson light, tout en évitant alors d'en consommer plus d'une par jour.

Quelle que soit la boisson choisie, pensez également à l'aspect détente : prenez votre temps, asseyez-vous dans votre salon ou dans votre bureau et savourez ces quelques instants pour vous. Pour plus de détails sur les boissons, voir pages 64 à 75.

➤ *Je craque en croquant*

Si boire ne vous suffit pas, si vous avez besoin de quelque chose de plus consistant, la meilleure solution, tant pour votre santé que pour votre ligne, sera de croquer des légumes... Vous avez le choix entre :

- les tomates, en particulier les tomates cerises souvent savoureuses et tellement pratiques,
- les radis, les cornichons,
- les dés de légumes, que vous pouvez préparer vous-même ou acheter tout prêts : les supermarchés vendent désormais des petits morceaux de concombre, de chou-fleur et autres légumes sous Cellophane. Au cours d'un régime « grande vitesse », choisissez vos légumes parmi ceux du tableau page 47.

Vous éviterez bien sûr de tremper ces morceaux de légumes dans la crème ou de prendre du beurre avec vos radis... En revanche, un peu de sel ne vous fera pas de mal si vous avez du mal à les apprécier sans.

« Craquez » pour les légumes

Un bon conseil si cette solution vous séduit : sortez vos légumes du réfrigérateur au moins deux heures avant de les consommer, afin qu'ils soient plus savoureux. Pour ne pas « être à court » lors de votre retour à domicile, sortez-les dès le matin avant de partir travailler, placez-les en évidence dans le salon ou dans la cuisine, afin de pouvoir y piocher dès votre retour et de vous éviter ainsi de craquer pour le chocolat, le fromage ou le saucisson.

Vous pourrez également prendre un ou plusieurs bols de potage de légumes (voir page 40), potage chaud en hiver ou glacé en été, même si cette approche est souvent plus compliquée car elle nécessite un minimum de préparation.

➤ *Pour les fringales plus « sérieuses »*

Si vos fringales correspondent à une réelle sensation de faim, vous aurez sans doute besoin d'énergie, énergie que ne vous apportent ni une boisson sans sucre ni des légumes. Pourquoi ne pas prendre un fruit ou un aliment riche en protéines (par exemple, un laitage, un œuf ou une tranche de jambon) ; vous pouvez associer ce dernier à un aliment riche en fibres (un fruit ou des légumes) pour disposer ainsi d'une collation rassasiante mais légère (voir encadré ci-dessous).

Des solutions « coupe-faim »
simples et gourmandes

Avec un laitage et un fruit

100 g de fromage blanc et quelques fraises
Un yaourt à 0 % MG à la fraise et une pomme
Un yaourt nature et une ou deux clémentines
Un verre de lait et une demi-banane

Avec des légumes et de la viande, un œuf ou un laitage

Des tomates cerises et un œuf dur
Deux-trois cornichons et une tranche de jambon de Paris
Des radis et un blanc de poulet froid
Du chou-fleur cru et du fromage blanc à 0 ou 20 % MG agrémenté de ciboulette ou de fines herbes

➤ *Et si vous craquez…*

Lorsqu'on a besoin d'un certain réconfort, les envies de manger ne se calment parfois qu'avec un aliment bien précis, par exemple des biscuits, du chocolat, du saucisson, du fromage ou encore du pain. Outre le plaisir qu'ils procurent, ces aliments apportent des vitamines, des minéraux et plusieurs nutriments intéressants, mais la plupart (sauf le pain) ont l'inconvénient d'être gras, d'où une probable difficulté à maigrir si vous en consommiez souvent. Le pain, lui, n'est pas gras mais dans le cadre du régime à grande vitesse, je ne vous le conseille pas car il ralentirait votre perte de poids.

Un fruit pour calmer une fringale

Pour calmer une fringale liée à une réelle sensation de faim, vous avez besoin d'une énergie qui soit rapidement disponible pour votre organisme, mais qui n'entraîne pas une importante sécrétion d'insuline par le pancréas (voir page 121).

Un fruit fera parfaitement l'affaire, puisqu'il vous fournit du fructose, un glucide dont votre organisme peut rapidement disposer mais qui n'entraîne pas de sécrétion d'insuline excessive.

La banane ou la pomme sont de bons candidats, car ils sont disponibles toute l'année, et faciles à emporter puis à manger en toutes circonstances. Contrairement à une des nombreuses idées reçues qui circulent sur les problèmes de poids, on peut fort bien maigrir en mangeant des bananes.

Cependant, ne paniquez pas. Si vous « craquez » pour un de ces aliments, ou un autre que vous appréciez tout particulièrement, faites-le sans culpabilité mais au contraire en y prenant plaisir, en appréciant vraiment ce que vous mangez.

Profitez-en, pleinement, puis soyez attentif au repas qui suit ; vous aurez sans doute moins faim : consommez alors des portions plus petites que d'habitude. Ensuite, reprenez le « cap » de votre régime. Cet « extra » ralentira très légèrement votre perte de poids, mais il ne nuira pas au résultat final, si tant est qu'il ne se reproduise pas régulièrement…

➤ *Des biscuits allégés… pas si légers que cela*

D'après la publicité, les biscuits allégés sont censés nous offrir à la fois minceur et plaisir gourmand. En fait, ils donnent au consommateur une impression de légèreté plus par la petite taille des portions préconisées sur les emballages (généralement 16 à 37,5 grammes, soit un à six petits biscuits) que par leur contenu réel : ils sont certes un peu moins riches en matières grasses (les lipides) que les biscuits classiques, mais parfois plus riches en glucides, d'où un apport en calories sensiblement équivalent (voir tableau pages suivantes). De même, la plupart des barres chocolatées ou céréalières dites « de régime » ou « protéinées » n'offrent pas d'avantages tangibles par rapport aux biscuits chocolatés classiques.

Par ailleurs, lorsqu'on les compare aux fruits, par exemple à la pomme, l'avantage pour la ligne est incontestablement en faveur de ces derniers : pour un apport calorique voisin ou inférieur, les fruits vous caleront nettement mieux par leur richesse en pectine (une fibre qui facilite l'amaigrissement) et le volume qu'ils prennent dans l'estomac. Il est frappant à ce propos de voir comment la publicité conjuguée aux idées reçues influence notre jugement. Ainsi, la banane étant l'un des fruits les plus riches, elle est considérée comme « grossissante », tandis que les biscuits « Taillefine » ont une image « minceur » grâce au nom qu'ils se sont octroyé. La réalité est autre : lorsqu'on souhaite perdre du poids, la banane sera plus utile que les biscuits allégés pour calmer une fringale.

En pratique, en cas de fringale, tournez-vous plutôt vers les fruits, tout du moins si vous les appréciez. Et lorsque c'est vraiment d'un biscuit dont vous avez envie, choisissez-le selon vos goûts sans vous soucier de son caractère prétendument allégé ou non ; si cette envie se reproduit quotidiennement ou presque, reportez-vous aux pages 254 à 257 pour savoir comment en limiter les conséquences sur votre poids.

Biscuits *	**Taille de la portion**	**Lipides par portion**	**Glucides par portion**	**Calories par portion**
Croquant chocolat	*2 biscuits soit 16 g*	*2,1*	*12*	*71*
Choco BN	1 biscuit soit 19 g	3,1	13,5	87
Douceur fruits rouges	*1 biscuit soit 25 g*	*1,8*	*15,5*	*83*
Roulé à la fraise	1 biscuit soit 25 g	1	16,5	80
Tuiles au citron	*5 biscuits soit 21,5 g*	*1,7*	*16*	*89*
Tuiles aux amandes	4 biscuits soit 20 g	4	13	96
Croustillant abricot/noisette	*6 biscuits soit 21 g*	*2,3*	*15,3*	*89*
Coco des Îles	4 biscuits soit 24 g	6,8	17,1	107,5
Délice pruneaux	*1 biscuit soit 30 g*	*2,3*	*21,3*	*110*
Figolu	3 biscuits soit 31 g	1	15,5	110

Biscuits *	Taille de la portion	Lipides par portion	Glucides par portion	Calories par portion
Plaisir abricots	*1 biscuit soit 37,5 g*	*2,2*	*27*	*135*
Barquette fruits	6 biscuits soit 40 g	1	31,6	142
Moelleux pépites de chocolat	1 biscuit soit 25 g	*3*	*15,5*	*95*
Captain choc pépites chocolat	1 biscuit soit 30 g	7,2	16,5	138
1 pomme	150 g	–	18	72
1 banane de taille moyenne	100 g	–	22	90

* En caractères italiques sont cités les biscuits allégés de la gamme Taillefine. En caractères droits, les versions classiques correspondantes.

L'heure de l'apéritif

Vous pourrez maigrir tout en satisfaisant aux rites de l'apéritif, que ce soit seul, en couple ou entre amis. Prenez-y du plaisir autant de fois que vous le souhaitez, mais sachez faire la différence entre les amis de votre perte de poids et les autres.

Que boire ?

En apéritif, choisissez une boisson non sucrée. Vous avez le choix entre :

- Une boisson non alcoolisée :
  – un jus de tomate,
  – un citron pressé (sans sucre, avec ou sans édulcorant),
  – une eau plate,
  – une eau gazeuse (Badoit, Perrier, Salvetat),
  – une eau aromatisée aux extraits de menthe, d'orange, de citron (Badoit, Volvic, Perrier, Salvetat, etc.),
  – une boisson light.
- Une boisson alcoolisée :
  – une coupe de champagne (brut, les autres sont trop sucrés),
  – un verre de vin rouge,
  – un verre de vin blanc (mais sans liqueur de cassis, vous éviterez donc les kirs),
  – un pastis,

– un whisky (sec, avec un glaçon, de l'eau ou avec un Coca light),
– un gin (avec un glaçon, de l'eau ou avec un Schweppes light),
– un doigt de vodka,
– un doigt de rhum.

Évitez, en revanche, les jus de fruits ainsi que les sodas sucrés, qu'ils soient consommés seuls ou en cocktails.

Que manger ?

L'idéal, dans ces moments-là, est de consommer des légumes frais :
– des tomates cerises,
– des radis,
– des morceaux de légumes : chou-fleur, concombre, endives, etc.

Vous éviterez de tremper ces légumes dans de la crème fraîche ; en revanche, vous pouvez les accompagner d'un mélange de fromage blanc à 0 % ou 20 % MG avec des herbes fraîches (fromage blanc à la menthe, fromage blanc à la ciboulette et au citron, fromage blanc à la menthe et au basilic, etc.), qui vous fera mieux apprécier leur craquant.

Optez également pour les morceaux de légumes préparés dans du vinaigre (type « pickles » anglais) ou au piment (mais sans huile), ou encore pour les cornichons.

À l'apéritif, évitez :

– *Les olives*, noires ou vertes : même si elles sont bonnes pour votre santé, elles nuiront à votre ligne car elles sont très grasses.

– *Les fruits secs* : cacahuètes, noix, noisettes, noix de cajou, pistaches. En effet, à l'heure de l'apéritif, ils sont généralement présentés sous une forme salée, ce qui conduit à en consommer en trop grand nombre ; or, du fait de leur richesse en graisses, les fruits secs ne peuvent être consommés qu'en petites quantités au cours de votre phase d'amaigrissement (deux ou trois par jour).

– *Les biscuits salés et les chips*, qui réunissent tous les ingrédients pour vous faire prendre du poids : ils sont riches en graisses et en glucides rapides, et ils sont donc facilement stockés sous forme de graisses dans votre corps. Ils sont salés de façon excessive, ce qui conduit à en manger largement au-dessus de ses besoins : lorsqu'on commence à en manger un, on a du mal à ne pas en grappiller un deuxième, puis un troisième, etc. Enfin, on les propose à un moment très « social », l'apéritif, moment qui conduit la plupart d'entre nous à manger de façon « automatique », comme si les circuits nerveux qui contrôlent notre appétit ne fonctionnaient plus.

– *Les petites saucisses* et *Apéricubes de fromage*, trop gras.

– *Le tarama* ou les préparations à base d'avocat, trop gras.

Les invitations

Nombreuses sont les occasions de recevoir chez soi ou de partager un repas en famille ou chez des amis. Les moments importants de la vie se célèbrent souvent autour d'une bonne table. Sauf à mener une vie recluse, ce qui n'est pas le propos des régimes que je vous propose, il n'y a aucune raison de ne pas y participer. Prenez néanmoins certaines précautions, afin que ces moments de joie et de convivialité ne vous empêchent pas de maigrir.

Je reçois chez moi

Lorsque vous recevez chez vous, les choses sont relativement simples, vous êtes maître ou maîtresse du jeu, et c'est vous qui choisissez le menu.

➤ *L'apéritif*

À l'apéritif, vous avez maintenant toutes les informations (voir pages 131 à 133), pour bien vous y prendre. Vous vous apercevrez que les tomates cerises, les radis et autres morceaux de légumes sont également appréciés par vos convives. Mais présentez-leur aussi des amuse-gueules auxquels ils sont habitués : biscuits salés, noisettes, olives, etc., tout du moins si vous vous sentez assez fort pour ne pas céder à la tentation.

➤ *L'entrée*

En ce qui concerne l'entrée, vous proposerez une salade, mais n'hésitez pas à l'agrémenter de quelques morceaux de foie gras, d'écrevisses, d'avocat, de saumon fumé, etc. : comme vos convives, vous profiterez de la salade et de sa garniture, mais en modérant les quantités de cette dernière. Afin de limiter la quantité d'huile dans la vinaigrette tout en donnant du goût à votre salade, choisissez plutôt de l'huile d'olive ou de l'huile de noix.

➤ *Le plat principal*

Pour le plat principal, vous présenterez une viande peu grasse (voir page 43) ou du poisson, avec, bien sûr, des légumes (voir page 47). Si vous y adjoignez des féculents, vous les éviterez lors de l'étape « grande vitesse ». Proposez du pain à vos convives, mais laissez circuler le panier sans vous servir.

Lorsqu'on reçoit, bonne chère est souvent synonyme de plat de viande en sauce traditionnelle, parfois très gras. Dans ce cas, servez-vous un beau morceau de viande, beaucoup de légumes, mais modérez les quantités de sauce ; pourquoi ne pas la servir à part, dans une saucière. Et, pour éviter que ce plat ne pèse trop lourd sur la balance, évitez les féculents si vous faites la part belle à la sauce…

➤ *Le fromage*

Si vos convives les apprécient, pensez à présenter le plateau de fromages, sans y toucher vous-même…

➤ *Le dessert*

Et en ce qui concerne le dessert, prévoyez plutôt une préparation à base de fruits comme une salade de fruits, une compote ou un entremets sans sucre ; au cours du régime « pleine forme », n'hésitez pas à proposer un dessert plus sophistiqué (voir pages 308 à 315 pour les recettes).

Je suis invité chez des amis

Si vous êtes en cours de la phase « grande vitesse », vous avez intérêt à n'accepter que les invitations de vos amis intimes ou de votre famille, afin de pouvoir leur demander de préparer un apéritif puis un menu (au moins pour vous) compatible avec votre régime (voir page précédente). Votre hôte saura répondre à votre motivation de maigrir vite en vous préparant des « petits plats » adaptés.

Une ligne de défense

Si vous avez peur de ne pas résister aux amuse-gueules ou aux plats proposés aux autres convives, établissez une « ligne de défense » avant même de partir de chez vous : une heure environ avant d'arriver chez vos amis, prenez un œuf dur avec des tomates cerises, des radis ou des dés de légumes, éventuellement un potage de légumes ou encore un yaourt et un fruit : ces aliments vous caleront et vous calmeront ; vous serez ainsi plus serein pour accepter l'invitation de vos amis.

Au cours de la phase « pleine forme », vous pouvez être plus serein. Répondez aux diverses invitations, goûtez à chaque plat mais limitez les quantités et évitez de vous resservir. Évitez également le pain et, avant le repas, soyez vigilant à l'heure de l'apéritif.

Je ne panique pas, j'apprends à me rattraper

Après un repas exceptionnel, il est possible que la balance accuse le lendemain 1 à 2 kilos de plus. Ne vous morfondez pas pour autant : cette prise de poids correspond, pour les trois quarts, aux aliments en transit dans les intestins ainsi qu'à de l'eau retenue dans votre corps par le sel des aliments : les repas de fête sont généralement plus salés que les repas de tous les jours. Seul un quart du poids pris sur la balance revient à un stockage de graisses supplémentaire dans votre corps. Les jours suivants, vous allez spontanément perdre les kilos correspondant aux aliments en transit et à la rétention d'eau. Pour ce qui est de la graisse, elle disparaîtra progressivement.

Un repas festif ralentirait bien sûr votre perte de poids, et vous avez intérêt à faire une croix dessus pendant le régime « à grande vitesse » ; mais s'il vous advenait d'y succomber, restez calme : vous « gagnerez » quand même votre combat contre les kilos si vous vous remettez aussitôt au régime.

Que faire après un repas très copieux ?

Au repas qui suit un repas festif, écoutez vos sensations : il est probable que votre corps se régule de lui-même et que vous ayez peu faim, voire pas faim du tout. Ne vous forcez pas à faire un vrai repas : contentez-vous de boire (eau, bouillon, thé, tisane, etc.) si vous n'avez pas faim du tout ; prenez un seul plat léger si vous avez une légère faim, et ne le terminez pas si vous vous sentez rassasié avant.

Au cas où vous auriez du mal, notamment au début de votre parcours, à faire la part des choses et à identifier vos sensations de faim et de satiété, sachez que vous pouvez vous contenter, par exemple, d'un potage de légumes suivi de deux ou trois yaourts et d'un fruit, ou encore d'une salade verte avec deux ou trois tranches de jambon ou de saumon fumé.

Je mange au restaurant

Le restaurant d'entreprise

Les Français sont de plus en plus nombreux à prendre leur repas au restaurant d'entreprise, lequel se présente habituellement comme un self-service. Si, pour vous, ce repas pris entre collègues n'est ni très savoureux ni très convivial, la meilleure solution est sans doute d'y aller le moins souvent possible, et de vous tourner vers l'une des formules à emporter proposées pages 60 et 62.

En revanche, si une telle attitude vous paraît difficile ou « punitive », allez au self, mais essayez de choisir vos plats de façon adéquate.

- Prenez une crudité en entrée, un plat de viande ou de poisson avec des légumes (mais sans féculent) comme plat principal.
- Évitez les plats gras ; si votre viande est accompagnée de sauce ou vos légumes de beurre, ne mettez pas de vinaigrette sur les crudités, et inversement.
- Au cours de la phase « grande vitesse », évitez les féculents et le pain.
- Terminez par un produit laitier, un fruit ou, pourquoi pas, un carré de chocolat avec le café.

Oui au restaurant à la française

Si les repas au restaurant font partie de votre quotidien, s'ils sont incontournables en raison de votre profession, il vous faudra être attentif : lorsque cela vous est possible, choisissez la formule entrée + plat ou plat + dessert plutôt que le menu à rallonge.

➤ *L'entrée*

Pour commencer votre repas, optez pour une entrée riche en protéines ou en fibres, mais pauvre en glucides et en graisses. Ainsi, préférez :

– le plateau de fruits de mer ou le saumon fumé plutôt que le feuilleté aux langoustines,
– la salade aux miettes de foie gras ou aux gésiers, plutôt que les deux tranches de foie gras avec leurs toasts,
– la salade de fruits de mer plutôt que la quiche au saumon,
– le melon au jambon de Bayonne plutôt que l'assiette de cochonnailles.

➤ *Le plat principal*

Les plats proposés aux restaurants sont souvent assez gras, et vous n'y pouvez rien ; c'est donc sur les aliments riches en glucides (féculents et pain) qu'il vous faudra jouer. Prenez une viande ou un poisson, avec des légumes, mais sans féculent ni pain.

Vous éviterez les fritures, les sauces grasses, et vous ne vous sentirez pas obligé de terminer votre plat.

En ce qui concerne le plateau de fromages, faites l'impasse…

➤ *Le dessert*

• Au cours de la phase « grande vitesse », trois solutions pour votre dessert :

– la salade de fruits,
– le fromage blanc,
– ou… faire l'impasse et passer directement au café.

• Au cours de la phase « pleine forme » puis de la stabilisation, votre choix sera plus large, mais préférez :

– *le sorbet au chocolat amer* avec sa crème légère plutôt que la mousse au chocolat,
– *le bavarois au coulis de fruits, le sorbet ou la salade de fruits au kirsch* plutôt que la crème brûlée ou la coupe de glace avec la crème Chantilly,
– *du fromage blanc* plutôt que la crème fraîche pour accompagner votre *tarte aux fraises* ou votre tarte Tatin…

Restaurant traditionnel : quelques conseils

– Évitez le pain, mais prenez, si vous le souhaitez, un ou deux verres de vin.
– Mangez lentement.
– Buvez de l'eau (plate ou gazeuse selon vos goûts), plutôt que vous gaver de tartines au beurre en attendant que le service se fasse ou que vos convives aient terminé leur plat.

Régime « à grande vitesse » : j'évite la pizzéria, et les autres restaurants « typiques »

Les pizzas traditionnelles ont de quoi séduire les nutritionnistes : richesse en glucides lents (la pâte à pain), équilibre entre les protéines végétales (la pâte à pain) et animales (le fromage), présence de légumes (les tomates, riches en fibres, en vitamines et en minéraux) et contenu modéré en graisses ; elles constituent donc un excellent plat complet. Aujourd'hui, les pizzas proposées dans les pizzérias sont néanmoins plus grasses du fait de leur mode de préparation et de leurs garnitures, plus riches.

Mais dans les deux cas, ni la pizza ni les pâtes ne sont vraiment conseillées pour votre projet. Évitez donc les pizzérias pendant quelques semaines.

Le même conseil prévaut concernant les crêperies, les restaurants chinois, les couscous ou encore les fast-foods, à moins de vous limiter à une salade… Soyez patient, le régime « pleine forme » n'est pas très lointain, et vous offrira un choix plus large.

Régime « pleine forme » et stabilisation : le « oui mais » à la pizzéria et aux autres restaurants typiques

➤ *La pizzéria*

Pendant votre régime « pleine forme » et la stabilisation, les repas à la pizzéria peuvent fort bien s'harmoniser avec votre projet de perdre du poids ; pour ce faire, suivez ces quelques conseils.

– Choisissez : un plat de pâtes ou une pizza, mais pas les deux.
– Vous n'avez besoin ni de pain ni d'un plat de viande : c'est la garniture de la pizza qui complétera en protéines d'origine animale les protéines d'origine végétale de la pâte à pain.
– Autre solution, le parmesan râpé dont vous saupoudrerez vos pâtes.
– Soignez la garniture ; choisissez plutôt une pizza classique : napolitaine, marguerite, quatre saisons, capriciosa diavola : ce sont les moins grasses. Attention aux pizzas calzone, plus riches en pâte et en graisses. Évitez d'ajouter de l'huile pimentée : cela augmenterait l'apport en graisses de votre pizza, et favoriserait une prise de poids, même si c'est de l'huile d'olive.
– Si la garniture de pizza comporte peu de légumes, en particulier peu de tomates, ou si vous prenez des pâtes, commandez également une salade verte, une salade de tomates, des aubergines, ou un autre légume afin d'avoir un apport suffisant en fibres.
– Terminez par un sorbet ou une salade de fruits.

➤ *Le restaurant chinois*

La cuisine chinoise est à la mode, les restaurants chinois proposent des repas économiques, exotiques et souvent savoureux.

Au restaurant chinois, vous avez quatre alliés :
– la cuisson à la vapeur, grâce à la marmite en bambou qui ne nécessite pas l'adjonction systématique de matière grasse,
– le riz nature,
– le thé, qui remplace avec bonheur le vin,
– les baguettes, qui obligent à manger lentement…

Le riz peut être remplacé par d'autres sources de glucides lents : les nouilles ou les galettes pour nems, elles aussi réalisées à base de riz ; les haricots noirs ; les vermicelles chinois, provenant d'un mélange entre haricots mango et farine de tapioca.

Vous éviterez en revanche le riz cantonais, généralement plus gras. De même, dans la mesure du possible, vous choisirez les plats préparés à la vapeur ou grillés plutôt que frits.

Lorsqu'il n'y a pas de légumes dans votre plat, commandez un potage aux légumes, ou une salade. Les associations potage puis Dim Sum (ou « petites bouchées ») à la vapeur, ou encore salade avec des rouleaux de printemps ou des rouleaux impériaux ou des nems constituent des repas équilibrés. Et le canard laqué choisi de temps en temps n'empêchera pas votre poids de descendre. Pour ce qui est du dessert, il est facile de choisir un sorbet ou une salade de fruits exotiques.

➤ *Le couscous*

Malgré une idée reçue, on peut maigrir tout en allant dans un restaurant de couscous. Voici quelques conseils pour y parvenir :

- évitez l'entrée,
- choisissez la brochette d'agneau ou le poulet plutôt que le mouton, la boulette de viande ou la merguez,
- prenez beaucoup de légumes de manière à ce que vous ayez dans votre assiette autant ou plus de légumes que de semoule,
- délaissez le pain qui ferait doublon avec la semoule,
- évitez les desserts orientaux, particulièrement riches en sucre et en graisses, et prenez plutôt une salade d'orange à la cannelle, deux boules de sorbet, quelques dattes ou, pourquoi pas, un thé à la menthe…

➤ *La crêperie*

Il n'y a pas qu'en Bretagne que l'on mange de bonnes crêpes. Que ce soit entre amis ou en famille, un repas à la crêperie constitue souvent un plaisir à la fois gourmand, décontracté et (relativement) bon marché. La pâte à crêpes est composée de lait, de farine, d'œufs et d'huile. Lorsque la quantité d'huile dans la pâte est modeste, lorsqu'on choisit la crêpe fourrée de légumes et/ou de crudités, elle constitue donc un plat équilibré et complet.

Pour faire des crêpes salées, encore appelées galettes, on réalise généralement la pâte avec de la farine de blé noir ou farine de sarrasin ; pour les crêpes sucrées, c'est le plus souvent de la farine de blé classique ou farine de froment.

Si vous mangez souvent à la crêperie, ces quelques conseils vous seront utiles pour continuer à perdre du poids sans changer vos habitudes :

- Afin d'éviter que votre crêpe ne soit trop grasse, demandez à ce que la pâte à crêpe soit cuite sans beurre. C'est facile si le restaurateur utilise des poêles en Téflon ou des crêpières électriques.
- Limitez-vous à deux crêpes : deux salées, ou une salée et une sucrée.
- En ce qui concerne la crêpe salée, choisissez une seule garniture riche en protéines plutôt que deux ou trois : jambon, ou gruyère, ou œuf. Vous pouvez aussi prendre une crêpe au thon, au saumon (sans crème), aux coquilles saint-jacques, etc. Si cela est possible, demandez également des légumes dans votre garniture : tomates, ratatouille, champignons, oignons, épinards, etc. En leur absence, faites-vous apporter une salade verte ou une salade de tomates avec votre galette.
- Pour la crêpe sucrée, choisissez également la sobriété, c'est-à-dire une seule garniture et non plusieurs : crêpe au

beurre, ou au chocolat, ou flambée, ou au citron, ou mieux à la banane, à la compote ou aux fruits rouges, etc.
– Si vous appréciez le cidre, prenez-en une ou deux bolées, et plutôt du cidre brut (le moins sucré). Pour vous désaltérer, buvez de l'eau.
– Et si vous avez vraiment très faim, ne prenez pas deux, mais trois crêpes…

➤ *Au fast-food*

Les repas proposés par les fast-foods sont généralement trop gras pour que l'on puisse maigrir en y allant souvent : songez qu'un repas comprenant un hamburger, une portion de frites de 100 g et un chausson aux pommes fournit déjà à une femme les deux tiers de graisses qu'elle devrait prendre dans la journée ! Par ailleurs, ces repas sont pauvres en vitamines, en minéraux et en fibres. Cependant, en choisissant bien, il est possible de concilier repas fast-food avec la ligne :

• choisissez le hamburger de base (le plus simple et le moins cher) ; délaissez les Cheese Burger, Double Burger et autres Royal et Big Burger : ils sont trop gras,

• prenez une salade plutôt que des frites ; si vous tenez vraiment aux frites, prenez une petite portion, et non une grande. Si vous voulez vraiment que votre repas au fast-food soit le moins gras possible, vous ne consommerez pas toute la sauce de la salade, ou mieux, vous la remplacerez par de la moutarde, du citron ou du ketchup,

• remplacez le Coca-Cola classique par un verre d'eau ou un verre de Coca light,

• remplacez les desserts (le plus souvent très riches) par un café. Éventuellement, lorsque cela est possible, prenez une salade de fruits.

Vous pourrez donc fort bien maigrir avec un repas pris au fast-food qui comprendrait un hamburger simple, une salade ou des crudités (éventuellement une petite portion de frites) et une boisson sans sucre.

La restauration rapide peut également être déclinée sur le mode français plutôt que sur le modèle américain :

• vous préférerez alors un sandwich au pain complet ou au pain de seigle plutôt qu'au pain blanc,

• vous éviterez la mayonnaise ou le beurre, et les remplacerez, si possible, par une sauce au fromage blanc et aux herbes,

• vous prendrez un seul ingrédient riche en protéines et non deux : œuf dur ou jambon, ou saumon, ou thon, ou fromage, etc.,

• vous prendrez des crudités (tomate, salade, cornichon) dans votre sandwich, ou, mieux, une barquette de légumes à ses côtés.

Lorsque vous êtes amené à manger à la cafétéria, le mieux est de prendre une salade composée. Si cela vous est difficile, ou si vous avez envie d'autre chose, évitez les produits les plus gras tels que :

- le friand à la viande,
- le friand au fromage,
- la quiche,
- la tarte aux légumes,
- les viennoiseries.

Il vaudra mieux alors vous tourner vers le croque-monsieur, la portion de pizza, un sandwich ou un hot dog, avec, si possible, un petit panier de légumes à croquer ou quelques feuilles de salade.

Je suis un adepte du plateau-télé

À l'heure du dîner comme à celle du déjeuner, je vous conseille d'éteindre votre poste de télévision. En effet, lorsqu'il est distrait par les images du petit écran, le cerveau a plus de mal à contrôler la prise de nourriture ; vous risquez alors de manger plus qu'à votre faim ou de vous sentir peu rassasié dans les heures qui suivent. De plus, la télévision nuit à la convivialité du repas, au dialogue et au partage autour de la table.

Mais vous faites peut-être partie de ceux qui ont du mal à éteindre le petit écran, ne serait-ce qu'une demi-heure dans la soirée. Que cela ne vous empêche pas de faire un vrai repas, à table, plutôt que de grignoter par-ci par-là un morceau de pain, de fromage, de charcuterie, des chips, etc. Et pour ceux qui souhaiteraient plutôt un plateau-télé simple, nous vous proposons quelques idées de repas froids, vite préparés.

Idées de repas froids	
Idée 1 Salade niçoise : thon au naturel, œuf dur, tomate, haricots verts, **pommes de terre**[1], salade verte Vinaigrette à l'huile d'olive Fromage blanc Fraises ou framboises	*Idée 2* Blanc de poulet et moutarde à l'ancienne Salade de haricots verts et de **pommes de terre Roseval** Vinaigrette au vinaigre de Xérès Yaourt nature Sorbet au cassis
Idée 3 Légumes à la croque (carottes, chou-fleur, radis) Fromage blanc aux herbes Saumon fumé Laitue croquante et vinaigrette à l'aneth **Pommes de terre en robe des champs** Une pêche	*Idée 4* Rôti de bœuf froid et cornichons Salade exotique : **riz ou maïs**, poivrons rouges et verts en dés, tomates Vinaigrette à l'huile d'olive Prunes

1. Les féculents (en caractères gras) sont possibles avec le régime « pleine forme » (ils constitueront alors votre féculent de la journée) puis au cours de votre stabilisation mais à éviter au cours du régime « à grande vitesse ».

Je pars en vacances

Que l'on parte plusieurs semaines ou un week-end prolongé, que l'on séjourne chez des amis ou en club, il n'est pas toujours facile de suivre un régime pendant les vacances. Ces instants privilégiés doivent être avant tout un moment de détente, et non une période de stress. C'est pourquoi, s'il vous paraît difficile de vous restreindre pendant les vacances, je vous propose de mettre votre projet entre parenthèses : il sera toujours temps de le reprendre après.

Votre objectif pour cette période de vacances sera alors de stabiliser votre poids. Pour y parvenir et pour ne pas reprendre les kilos que vous auriez perdus auparavant, les conseils qui suivent devraient vous aider.

Pour éviter de prendre du poids pendant vos vacances	
Au petit déjeuner	Évitez les viennoiseries. Préférez un fruit frais plutôt qu'un jus de fruit.
Au déjeuner et au dîner	• Prévoyez un, et non deux, « repas gastronomique » par jour. Privilégiez les entrées à base de crudités, de salades ou de potage. Évitez les fritures. Ne prenez du fromage qu'un jour sur deux. Préférez les desserts à base de fruits (fruit au couteau, salade de fruits, sorbets, tarte aux fruits, clafoutis, etc.). • À l'autre repas : limitez-vous à un repas sur le pouce (voir pages 61 et 62) ou à un repas comprenant un seul plat avec du poisson ou de la volaille et des légumes.
Entre les repas	Évitez les boissons sucrées. Privilégiez le thé, le café, les eaux non sucrées, qu'elles soient aromatisées ou non, gazeuses ou non.

QUATRIÈME PARTIE

J'assure ma réussite

Lorsqu'on cherche à maigrir vite, les erreurs de parcours risquent de se payer plus cher (pour votre santé, pour votre forme, pour la réussite à long terme de votre amaigrissement), un peu comme, en voiture, une erreur de conduite est plus lourde de conséquences à vive allure. En suivant les recommandations qui suivent, vous mettrez de votre côté toutes les chances de maigrir, certes vite, mais également bien.

Je protège ma santé

Je ne dois pas faire un régime à grande vitesse si…

Maigrir très vite, c'est stimulant ; mais, pour ne pas mettre en jeu sa santé, il est indispensable que vous connaissiez et respectiez les contre-indications à ce régime. Si votre situation correspond à l'un des cas qui suit, vous devez opter pour une méthode plus lente (voir page 95).

➤ *J'ai moins de 18 ans*

Les régimes très stricts ne sont pas indiqués pour les enfants ou les adolescents trop gros, sauf avis médical compétent. En effet, du fait de leur croissance, les enfants ou les adolescents ont besoin de manger plus que ce que proposent ces régimes. Par ailleurs, l'enfance et l'adolescence sont deux périodes où se mettent en place les goûts et les habitudes alimentaires qui seront ceux du futur adulte. Des restrictions trop sévères à cet âge risqueraient d'engendrer des frustrations telles qu'elles conduiraient quelques mois ou quelques années plus tard à des réactions extrêmes comme une anorexie ou une boulimie.

Aussi, il est généralement recommandé aux enfants ou aux adolescents qui ont besoin de maigrir de suivre des régimes plus proches de l'alimentation normale à leur âge ; une attitude plus « agressive » en termes de régime est parfois nécessaire mais ne se conçoit que sous contrôle médical.

➤ *Je suis enceinte ou j'allaite*

La grossesse fait peur aux inconditionnelles de la ligne : peur de la transformation du corps, peur surtout des kilos accumulés durant neuf mois et difficiles à perdre après l'accouchement.

Pourtant, même si vous souhaitez surveiller votre alimentation pour limiter la prise de poids, vous devez également éviter les carences qui seraient dommageables tant pour votre organisme que pour celui de votre futur bébé. Si vous êtes enceinte, vous avez besoin de plus d'énergie, de plus de féculents et de pain, de plus de produits laitiers et de fruits que ne le proposent les régimes rapides.

En revanche, il est possible de suivre un régime plus copieux[1] apportant la plupart des éléments nécessaires au fœtus tout en vous permettant de prendre peu de poids, voire de perdre en partie votre culotte de cheval.

Les conseils sont identiques si vous allaitez.

1. *Guide de l'alimentation de l'enfant*, Jacques Fricker, Anne-Marie Dartois, Marielle du Fraysseix, Paris, Odile Jacob, 1998.
Le Nouveau Guide du bien maigrir, *op. cit.*

➤ *J'ai plus de 70 ans*

Une alimentation trop pauvre en éléments nutritifs essentiels est le principal danger qui vous guette après 70 ans. De nombreux facteurs y concourent. Certains sont liés à l'environnement (diminution des ressources financières, solitude, dépression, difficultés pour faire les courses ou préparer les repas). D'autres proviennent d'altérations corporelles : mauvaise dentition, diminution de la perception des saveurs, perte de l'appétit provoquée par les médicaments.

De ce fait, maigrir après 70 ans risque d'être néfaste pour l'organisme et de conduire à une mort plus précoce que si votre poids n'avait pas bougé.

> Maigrir après 70 ans n'a d'intérêt que si vous espérez en tirer un bénéfice important, soit pour votre santé, soit pour votre vie quotidienne ; ne démarrez pas un régime à la légère, parlez-en à votre médecin et évitez de suivre un régime rapide plus d'une semaine. Ensuite, mangez plus[1] ; vous maigrirez plus lentement, mais votre santé sera préservée.

➤ *J'ai souffert d'anorexie ou de boulimie*

• Plus qu'une réelle perte d'appétit, l'« anorexie mentale » correspond à un refus de se nourrir, qui se prolonge sur plusieurs mois et souvent plusieurs années, attitude volontaire et reflet d'un conflit psychique profond.

• Même si ses origines sont voisines, la boulimie se manifeste de façon diamétralement opposée par des excès alimentaires

---

1. *Le Nouveau Guide du bien maigrir, op. cit.*

qui surviennent par crises irrésistibles ; elle est souvent suivie de vomissements.

Ces deux « démesures » du comportement alimentaire touchent essentiellement les femmes ; si leur manifestation est favorisée par la contradiction de notre société qui, dans un même temps, propose pléthore d'aliments et prône la minceur comme idéal de silhouette, la boulimie comme l'anorexie sont généralement le reflet de conflits psychiques importants.

> Si vous avez souffert de l'une de ces maladies, ou si vous avez des tendances par moments à vous arrêter totalement de manger ou à avaler d'un coup une grande quantité d'aliments sans réel plaisir, ne cherchez pas à maigrir trop vite : la discipline alimentaire que nécessite un tel régime risquerait de provoquer chez vous frustrations et, par rebond, de déclencher une période d'anorexie ou de boulimie.

➤ *J'ai une maladie grave*

Si vous souffrez d'une maladie grave, et notamment si celle-ci touche le rein ou le foie, les régimes rapides ne sont pas faits pour vous, sauf avis de votre médecin traitant.

Par contre, si vous avez réellement besoin de maigrir, vous pouvez le faire et de façon plus lente.

Dans tous les cas, parlez-en avant à votre médecin.

➤ *J'ai des problèmes cardiaques*

L'excès de poids est préjudiciable pour le cœur, et si vous êtes réellement trop fort, l'amaigrissement sera sans doute bénéfique. Maigrir vite peut même s'avérer parfois indispensable (voir page 174).

Mais, inversement, certains problèmes cardiaques constituent une contre-indication à un régime trop strict. Dans tous les cas, si vous êtes « cardiaque », si vous souffrez d'insuffisance coronaire ou de troubles du rythme cardiaque (palpitations, etc.), prenez d'abord l'avis de votre cardiologue avant de vous lancer dans un régime, quel qu'il soit.

➤ *J'ai peu de kilos à perdre*

Si vous n'avez que 3 ou 4 kilos à perdre (voir page 171), pourquoi vous ennuyer avec un régime qui, même s'il n'est pas néfaste pour votre forme ou votre santé, limite quand même considérablement vos choix dans la composition de vos menus ?

Tournez-vous plutôt vers des méthodes[1] adaptées à votre problème, efficaces et plus agréables, même si elles sont un peu moins rapides.

Quand ne pas suivre le régime à grande vitesse

- Âge inférieur à 18 ans ou supérieur à 70 ans
- Grossesse et allaitement
- Anorexie ou boulimie
- Excès de poids modeste
- Maladie grave
- Certains problèmes cardiaques

1. *Maigrir en grande forme, op. cit.* ; *Le Nouveau Guide du bien maigrir, op. cit.*

Se réconcilier avec soi ou se restreindre « à vie » ?

Si votre poids se situe dans l'intervalle optimal pour votre santé et qu'il a peu varié depuis vos 20 ans, vous avez probablement intérêt à le conserver, car votre corps s'y trouve bien. Si vous cherchiez à maigrir, votre corps risquerait fort, après une perte de poids initiale, de chercher à retrouver son poids de confort, votre poids actuel. Mieux vaut accepter votre silhouette, prendre conscience de sa « normalité », même si elle ne colle pas avec la maigreur de certains mannequins : il faut savoir accepter son corps et faire son deuil d'une prétendue « silhouette de rêve ». En effet, ce rêve risquerait fort de tourner au cauchemar comme c'est le cas pour de nombreuses jeunes femmes, mannequins ou non, qui s'astreignent à des restrictions permanentes qui occupent toutes leurs pensées et conduisent souvent à la boulimie ou à l'anorexie. Prenez donc conscience de votre charme et de votre beauté auxquels vos légères rondeurs contribuent sans doute aussi.

Je consulte un médecin

Il est toujours souhaitable de parler à son médecin de son projet d'amaigrissement, notamment si vous décidez de suivre un régime rapide. Il pourra :

- vous conseiller sur les modalités de votre régime,
- vous mettre en garde s'il pense qu'une autre démarche vous serait plus profitable,
- et, au besoin, vous prescrire un ou plusieurs compléments alimentaires parmi ceux cités dans les pages qui suivent.

Aussi, je vous conseille de consulter régulièrement votre médecin traitant, et, en tout état de cause, dans au moins trois circonstances :

- Au début de votre projet de maigrir, afin de faire le point sur les bénéfices « santé » à escompter de la perte de poids, puis de déterminer le poids à atteindre et enfin de se mettre d'accord sur le régime à suivre.
- Lors de tout changement net dans l'orientation de votre projet ou de votre régime, et en particulier lors de l'instauration du régime « grande vitesse ».
- Lors de toute difficulté dans le suivi d'un régime. Certaines adaptations sont alors probablement nécessaires pour mieux adapter les conseils nutritionnels à votre cas spécifique. Il est même possible qu'une autre solution soit nécessaire : aucun régime n'est universel, et ceux que je vous propose n'ont pas vocation à l'être, même s'ils s'adaptent bien à la plupart des cas.
- Lorsque vous aurez atteint votre objectif et que commencera la période de stabilisation, faites le point avec votre médecin traitant (ou avec un médecin nutritionniste) sur les conséquences de la perte de poids sur votre état de santé, profitez de ses compétences pour affiner votre programme de stabilisation.

Quant au pharmacien, il peut, en collaboration avec votre médecin, intervenir lorsque vous aurez besoin de vitamines, de compléments alimentaires ou encore de substituts de repas.

Ai-je besoin de vitamines et de compléments alimentaires ?

Même si c'est à des degrés divers, tous les aliments (ou presque) contiennent des vitamines, des sels minéraux et des oligoéléments. Avec le régime « à grande vitesse », je vous recommande d'éviter temporairement certaines familles d'aliments tels que les féculents ou le pain. Malgré la richesse nutritionnelle des aliments que, par ailleurs, je vous conseille, il peut en résulter une baisse de vos apports en certaines vitamines.

Pourtant, vous n'avez que peu de risques de souffrir de carences en raison des réserves de l'organisme, réserves capables généralement de faire face à une diminution brève des apports alimentaires. Néanmoins, vous pouvez optimiser votre équilibre et votre forme en suivant quelques conseils simples. Ceux-ci concernent les vitamines, mais également certains minéraux : le potassium, le calcium, le magnésium et le fer.

➤ *Les comprimés multivitaminés*

Ces comprimés renferment le plus souvent 100 % des apports journaliers conseillés pour chaque vitamine. Ils vous seront utiles, en particulier dans deux circonstances :

• si, préalablement au régime « grande vitesse », vous mangiez de façon déséquilibrée ou restreinte, si vous écartiez de vos repas certaines familles d'aliments tels que, par exemple, les fruits et les légumes, ou la viande, les volailles et le poisson ;

• si vous suivez le régime « grande vitesse » plus de deux semaines.

Dans ces deux cas, vous prendrez quotidiennement un comprimé multivitaminé, si possible le matin et dans leur version non sucrée. Ces compléments alimentaires sont disponibles, selon les marques, dans les pharmacies, dans les parapharmacies ou dans les grandes surfaces.

➤ *Le potassium*

Le potassium est un sel minéral apporté par l'alimentation et indispensable à votre santé : les muscles ainsi que chacun de nos organes en ont besoin pour bien fonctionner. À l'instar des

Multivitamines apportant 100 %
des apports journaliers conseillés

Disponibles en pharmacie

Alvityl 12 vitamines ; Quotivit ; Vivamyne multi ; etc.

Disponibles en parapharmacie

Bioessor tonus* ; Lecitone adulte* ; Naturland effervescent antifatigue vitalité ; Naturland Super Complexe 100 antifatigue vitalité* ; Vie et santé 10 vitamines 4 oligo-éléments ; etc.

Disponibles en grande surface

Juvamine Fizz 10 vitamines 4 oligo-éléments ; Juvamine 1 par jour* ; Juvamine Femme* ; Juvamine Détente* ; Multivitamines et minéraux effervescent Vitarmonyl ; Multivitamines Vitarmonyl* ; etc.

* Les produits marqués de cet astérisque contiennent du sucre et sont donc à éviter dans le cadre de votre régime « starter ».

protéines, il a sa place dans la reconstruction quotidienne des cellules de notre corps.

Les légumes (et les fruits) constituent la meilleure source de potassium.

Lorsque l'alimentation comporte peu de glucides, ce qui est le cas avec le régime « à grande vitesse », les besoins de l'organisme en potassium augmentent. Si, en suivant ce régime, vous consommez beaucoup de légumes comme je vous le conseille vivement (au moins 400 g par jour), vous n'avez pas besoin de prendre de potassium sous la forme de suppléments médicamenteux. Dans le cas inverse, si vous mangez peu de légumes, il vous faudra en bénéficier, mais seulement après avis médical.

Quant aux autres régimes proposés dans cet ouvrage, leur richesse en glucides lents rend inutile le recours à ces suppléments.

➤ *Le magnésium*

Le magnésium est surtout présent dans les légumes secs, les fruits oléagineux (noix, noisettes, amandes) ainsi que les légumes. Dans le cadre du régime « grande vitesse », ce sont les légumes qui constitueront votre principale source de magnésium.

Si vous consommez peu de légumes, prendre un supplément de magnésium vous permettra d'éviter crampes et nervosité.

➤ *Le calcium*

Vos produits laitiers vous permettront d'assurer vos besoins en calcium… si vous suivez mes recommandations et que vous n'avez pas d'aversion pour les laitages !

Si vous mangez moins de trois produits laitiers quotidiens, un supplément de calcium optimisera la santé de vos os, notamment en automne et en hiver : en effet, l'absence d'ensoleillement rend le squelette plus dépendant du calcium en raison d'une carence relative en vitamine D (cette vitamine, qui fortifie les os, n'est synthétisée par la peau qu'en présence du soleil).

➤ *Le fer*

Si vous respectez les quantités minimales proposées pour la viande et pour le poisson, votre apport en fer sera largement suffisant pour couvrir vos besoins.

Néanmoins, si vous êtes une femme, rappelez-vous qu'environ 20 % des Françaises ont une carence en fer en raison des pertes périodiques accompagnant la survenue des règles : cette carence en fer est source de fatigue et d'anémie.

Si vous êtes fatiguée avant même tout régime, vous êtes vous aussi peut-être carencée : prendre du fer sous la forme d'un complément médicamenteux pendant deux ou trois mois devrait améliorer votre forme ; parlez-en à votre médecin.

J'adopte une attitude souple et déterminée

Notre façon de vivre favorise l'obésité, mais coexiste avec une aspiration forte à la minceur, aspiration amplifiée par les tendances de la mode et l'aspect filiforme des mannequins. Pour résoudre ce paradoxe, certains considèrent leur alimentation comme un sujet de préoccupation perpétuel, les conseils formulés par tel ou tel régime comme des diktats et le moindre écart comme une faute et un échec. Ils ne perçoivent plus ou n'écoutent plus leurs propres sensations de faim et de satiété. Les chercheurs parlent alors de « restriction cognitive chronique » ou encore le contrôle rigide de son alimentation.

La restriction cognitive rigide a plusieurs inconvénients :

- Par les frustrations et la faim qu'elle engendre, la restriction rigide risque de précipiter certains troubles du comportement alimentaire graves, tels que l'anorexie ou la boulimie ; c'est notamment le cas lorsque la restriction touche des jeunes femmes déjà minces et qui voudraient devenir maigres.
- Par les contraintes qu'elle génère, la restriction rigide alterne souvent avec des périodes de défoulement, d'où le risque de syndrome yo-yo : on s'affame et on perd du poids puis on se libère et on reprend tout… plus un bonus.

C'est pourquoi certains médecins ou psychologues rejettent toute idée de régime ou même de conseils nutritionnels, sous prétexte qu'ils conduiraient à faire plus de mal que de bien en empêchant les régulations physiologiques de se réaliser naturellement. Une telle attitude, diamétralement opposée à celle de la restriction cognitive rigide, la rejoint pourtant par la survenue de conséquences elles aussi préjudiciables. En effet, le mode de vie actuel favorise, sans conteste, la prise de kilos superflus ainsi que l'obésité : nous avons continuellement à notre disposition une quantité d'aliments à la fois savoureux et riches. De plus, nous bougeons de moins en moins, et l'organisme n'est pas capable d'éliminer une succession continue de repas copieux et/ou de grignotages gourmands.

Ces modifications dans votre mode de vie expliquent le caractère d'épidémie pris par l'excès de poids dans certains pays comme les États-Unis (plus de la moitié des adultes américains ont un excès de poids et un tiers sont obèses), la Grande-Bretagne (doublement du nombre d'obèses en dix ans) ou encore dans certaines îles du Pacifique (50 à 70 % d'individus obèses). Ces observations « géographiques » montrent bien que les capacités naturelles de régulation du poids sont facilement dépassées avec le mode de vie contemporain ; on aboutit aux mêmes conclusions lorsqu'on observe, en laboratoire, des rats soumis à une alimentation moderne (variée, grasse et concentrée en calories, très sucrée ou très salée) : ils deviennent vite obèses.

Alors que faire ? Se restreindre, et sombrer dans la boulimie, l'anorexie ou le syndrome yo-yo ? Ne rien faire, et prendre inexorablement du poids ? La sagesse et l'efficacité résident dans une troisième voie, sur laquelle travaille le père même du concept de restriction cognitive, le professeur Albert Stunkard de l'Université de Philadelphie aux États-Unis. Conscient à la fois des dangers de la restriction cognitive et du mode de vie moderne, on peut distinguer deux manières de faire attention à ce que l'on mange[1].

---

1. J. Westenhoefer, A. J. Stunkard et V. Pudel, « Validation of the flexible and rigid control dimensions of dietary restraint », *Int. J. Eat Disord.*, 1999, 26 (1), p. 53-64.

• La première consiste à surveiller son alimentation de façon obsessionnelle, à ne penser qu'à cela (ou presque) tout au long de la journée, à considérer certains aliments comme totalement interdits, à peser tous ses aliments, à limiter ses portions même en cas de faim intense. Dans ce cas, on perd ses repères « internes », on vit dans la crainte perpétuelle de « fautes », on s'expose à la survenue de l'anorexie, de la boulimie ou du syndrome yo-yo. C'est la restriction cognitive rigide et culpabilisante.

• La seconde consiste à prendre conscience qu'il est difficile de contrôler son appétit et de réguler son poids lorsqu'on répète certains comportements (voir encadré page 108). Ensuite, il suffit de savoir comment manger de façon savoureuse, simple et rassasiante tout en limitant ces « situations à risque ». Les personnes qui mangent de cette façon sont plus minces et souffrent moins de compulsions ou de « boulimies » que les autres.

C'est cette seconde voie que vous propose ce livre : je vous y donne certains conseils, mais vous confectionnez vos repas et déterminez la taille de vos plats selon votre appétit ; je vous recommande certains aliments, mais lorsque vous profitez des autres, c'est avec plaisir et sans culpabilité. Cette réflexion que je vous invite à mener sur votre façon de manger sera, par définition, cognitive (elle fait appel aux connaissances scientifiques et à la raison), mais elle est également souple et non culpabilisante : c'est ce que les chercheurs appellent le contrôle souple ou flexible. Vous n'avez pas à lui obéir, c'est lui qui est à votre service : la connaissance au service de votre libre arbitre, et non l'inverse.

Je fais une pause lorsque j'en ai besoin

Contrairement à une idée reçue, vous n'êtes pas tenu de maigrir de façon régulière. Vous pouvez fort bien perdre des kilos, puis stabiliser votre poids à un niveau intermédiaire pendant quelques semaines ou quelques mois, pour ensuite recommencer à maigrir. Chacun sa route, chacun son chemin…

Ces stabilisations à mi-parcours sont particulièrement utiles lorsque :

- *vous avez besoin de « souffler » quelque peu*, de manger autre chose que ce que vous propose votre régime,
- *vous avez du mal à vous habituer à votre nouveau corps plus mince* : dans ce cas, apprendre à percevoir ce corps à mi-parcours avant de remaigrir vous permettra d'éviter un décalage trop important entre votre nouvelle silhouette et votre image « dans la tête », celle que vous avez gardée en mémoire,
- *vous avez de nombreux soucis professionnels et/ou personnels* et, de ce fait, avez ponctuellement besoin d'un plus grand réconfort à travers la nourriture.

Dans ces circonstances, l'objectif sera non pas de maigrir mais de vous stabiliser, jusqu'à ce que votre état d'esprit et votre environnement soient à nouveau en phase pour vous permettre de réussir au mieux une nouvelle étape d'amaigrissement. Les conseils proposés pages 101 à 115 vous seront utiles pour réussir cet objectif.

Je suis conscient(e) de mes attentes

Vous avez choisi de maigrir vite. Selon les cas, votre décision a été motivée par un problème de santé ou par une raison plus personnelle. Être bien conscient de l'intérêt que vous espérez tirer d'une perte de poids rapide est important pour ne pas prendre votre décision à la légère, puis pour soutenir votre motivation au cours de votre régime.

J'ai beaucoup de kilos à perdre

Lorsqu'on a beaucoup de kilos à perdre (plus de 15 ou 20 kilos), il peut paraître décourageant de n'avancer qu'à petits pas. La solution consiste alors à entrecouper un régime prévu pour le long terme, moyennement rapide, par des phases d'accélération plus efficaces. Ainsi, ceux qu'un rythme lent et monotone aurait pu décourager deviennent plus motivés.

J'ai des impératifs personnels

Le monde dans lequel nous vivons prône la tolérance, mais il la pratique pourtant rarement vis-à-vis des personnes fortes qui sont souvent victimes d'exclusion. On les catalogue

Poids idéal, surpoids et obésité en fonction de votre taille								
Pour une taille de :	**1 m 50**	**1m 55**	**1m 60**	**1 m 65**	**1 m 70**	**1 m 75**	**1 m 80**	**1 m 85**
Le poids[1] idéal se situe entre :	42 et 56 kg	44 et 60 kg	47 et 64 kg	50 et 68 kg	53 et 72 kg	57 et 77 kg	60 et 81 kg	63 et 86 kg
Le surpoids débute à un poids[1] de :	56 kg	60 kg	64 kg	68 kg	72 kg	77 kg	81 kg	86 kg
L'obésité débute à un poids[1] de :	67,5 kg	72 kg	77 kg	82 kg	87 kg	92 kg	97 kg	103 kg
L'obésité sévère débute à un poids[1] de :	79 kg	84 kg	90 kg	95 kg	101 kg	107 kg	113 kg	120 kg
L'obésité très sévère débute à un poids[1] de :	90 kg	96 kg	102 kg	109 kg	116 kg	123 kg	130 kg	137 kg

1. Les poids s'entendent en kilogrammes.
2. Au sens médical du terme, le poids idéal s'entend comme le poids assurant la meilleure santé et l'espérance de vie la plus longue.

Avez-vous besoin de devenir mince ?

Même si votre corpulence altère votre santé, vous n'avez pas pour autant besoin de devenir mince pour vous protéger : la perte de 10 % de votre poids actuel (par exemple 10-12 kilos si vous pesez 110 kilos) suffira à soulager votre organisme et à réduire les risques de complication : ne soyez pas trop ambitieux.

comme des individus sans volonté, peu actifs, se laissant aller à leur gourmandise : tout se passe comme si leur graisse seule suffisait à les définir et dissimulait leur vraie personnalité aux yeux des autres. Ce fait de société, qui va jusqu'à conduire certains au chômage ou à la solitude, explique la volonté de beaucoup de maigrir vite : ils espèrent ainsi améliorer leur vie relationnelle, affective et professionnelle.

Parfois, ce sont des circonstances plus anecdotiques qui vous conduisent à vouloir maigrir vite, plus anecdotiques et pourtant importantes pour vous. Par exemple, un entretien d'embauche, si la profession que vous visez fait intervenir la corpulence, ou encore une visite médicale préalable à la signature d'un contrat d'assurance-vie. Pour d'autres, ce seront des événements plus joyeux tels qu'un mariage ou un départ en vacances.

J'ai besoin de motivations fortes pour démarrer

Vous faites partie de ceux qui, même s'ils n'ont que 5 ou 6 kilos à perdre, souhaitent voir rapidement des résultats sur la balance lors des premières semaines de régime, quitte à accepter de ralentir quelque peu le rythme les mois suivants.

> Dans ce cas, maigrir vite est une solution, mais, vous le savez bien, celle-ci n'aura d'intérêt que si vous la prolongez par un effort plus mesuré et plus continu.

Mon régime s'essouffle (et moi avec)

Vous avez peut-être décidé de faire un régime avec l'accord de votre médecin ou à partir d'une méthode proposée par un magazine ou par un livre. Vous avez commencé à maigrir, plus ou moins rapidement selon les cas, mais depuis quelques semaines votre poids ne bouge plus. Lassitude, moindre application à suivre les conseils initiaux ou perte d'efficacité de ce régime ? Quoi qu'il en soit, relancer perte de poids et motivation par une phase courte mais rapide s'avère souvent utile.

Les bonnes raisons pour souhaiter maigrir vite

- Nombre élevé de kilos à perdre
- Impératifs personnels (vie privée ou professionnelle)
- Besoin de motivation pour « démarrer »
- Échec relatif d'un premier régime
- Diabète lié à l'excès de poids
- Problème médical nécessitant une perte de poids rapide

Je souffre d'un diabète non insulinodépendant

Suite à la suralimentation et à l'excès de graisse corporelle, le pancréas (glande située dans l'abdomen à proximité du foie) fabrique en excès une hormone, l'insuline.

Le rôle de l'insuline est de faciliter l'entrée du glucose (unité de base des glucides ou sucres) dans les cellules des organes et des muscles, où il sera utilisé comme un carburant plein d'énergie. Paradoxalement, malgré ce niveau élevé d'insuline, le glucose des personnes fortes est souvent incapable de pénétrer dans les muscles et les organes : les cellules résistent à l'action de l'insuline, le glucose reste dans le sang, phénomène que les médecins dénomment insulinorésistance.

Le cercle vicieux, créé par l'augmentation de la sécrétion d'insuline et l'insulinorésistance, conduit d'une part au diabète non insulinodépendant, d'autre part à une prise de poids supplémentaire puisque l'excès d'insuline favorise le développement de la graisse dans l'organisme et rend aléatoire toute tentative d'amaigrissement.

Pour casser ce cercle vicieux, maigrir vite grâce à un régime qui réduit considérablement la fabrication d'insuline par le pancréas s'avère souvent une étape utile, mais seulement après accord de votre médecin.

Ma santé nécessite une perte de poids rapide

Divers problèmes de santé peuvent vous amener à souhaiter perdre rapidement du poids afin d'éprouver une amélioration rapide et d'éviter l'accentuation d'un problème préexistant.

Mais attention, perdre du poids pour des raisons de santé ne s'entend qu'avec l'accord, et si possible le soutien, de son médecin traitant. Demandez-lui conseil avant de vous lancer dans l'aventure.

➤ *Mon cœur est fatigué*

En cas d'excès de poids, le corps a un volume plus important et a donc besoin d'être plus irrigué par le sang. Cela occasionne pour lui un supplément de travail car il doit éjecter plus de sang à chaque seconde.

Ce surplus de travail entraîne, comme ce serait le cas avec un autre muscle, une augmentation de volume du muscle cardiaque. L'augmentation de la taille du cœur est indispensable pour que l'oxygène soit bien distribué dans tout le corps, mais ce « cœur gros » favorise par ailleurs la survenue de plusieurs problèmes tels que des troubles du rythme cardiaque (palpitations, etc.) ou une insuffisance coronaire (l'angine de poitrine). Par ailleurs, le cœur risque progressivement de ne plus être à même de répondre à la demande de l'organisme, notamment si son travail est gêné par la présence concomitante d'une hypertension artérielle.

Généralement, la perte de poids améliore grandement la situation ; elle doit parfois être rapide lorsque le déséquilibre s'avère important entre le travail que devrait fournir le cœur et ses capacités limitées. Mais seul votre médecin pourra en déterminer l'opportunité.

➤ *J'ai du mal à respirer*

En cas d'excès de poids, l'accumulation de graisse dans le ventre, et notamment sous le diaphragme, gêne l'expansion de la cage thoracique et des poumons. Cela conduit à une mauvaise oxygénation du sang lors de la respiration, alors même que les besoins de l'organisme sont accrus (voir plus haut).

Ce phénomène conduit souvent à un essoufflement, en particulier à l'effort, par exemple lors de la montée des escaliers. Lorsque le déséquilibre pulmonaire s'accentue, il en résulte un ronflement important la nuit, voire des pauses respiratoires nocturnes (les apnées) qui sont dangereuses et nécessitent une prise en charge médicale rapide avec, si possible, une perte de poids rapide elle aussi. Dans certains cas, cette mauvaise oxygénation peut même conduire à ce que les médecins appellent le « syndrome de Pickwick », du nom d'un personnage de Charles Dickens : on s'endort en plein jour, durant quelques secondes, sans même s'en rendre compte, en particulier à l'occasion d'une période d'inactivité relative (transport en commun, télévision, etc.). Mais parfois, cet endormissement survient en pleine action (conduite automobile ou acte sexuel par exemple).

➤ *Je souffre d'arthrose*

L'excès de poids augmente le travail des articulations car celles-ci ont plus de kilos à supporter ; ce surcroît de travail favorise l'arthrose. Au niveau du genou, celle-ci est trois fois plus fréquente chez les personnes fortes, en particulier chez les femmes. Il en va de même, mais à un degré moindre, pour l'arthrose de la hanche. Au niveau de la colonne vertébrale, les kilos en trop ne provoquent ni arthrose ni sciatique. En revanche, ils accentuent les effets nocifs d'une déformation préexistante, telles une cyphose ou une scoliose, et il est recommandé de perdre du poids lorsqu'on souffre du dos. Cette atteinte des articulations est d'autant plus dommageable qu'elle réduit l'envie de bouger et concourt ainsi à perpétuer le surpoids.

Si vos articulations sont douloureuses et vous empêchent de vous mouvoir comme vous le souhaiteriez, il est souhaitable que vous perdiez du poids puisque l'amaigrissement réduit les douleurs articulaires dans 75 % des cas, ralentit l'évolution de l'arthrose et améliore le pronostic postchirurgical au cas où une intervention chirurgicale s'avérerait nécessaire, que ce soit au niveau du genou ou de la hanche. Maigrir, et si possible vite, est alors souvent recommandé par les rhumatologues.

➤ *Je souhaite être enceinte mais je n'y arrive pas*

Les femmes fortes ont souvent des cycles menstruels perturbés, irréguliers, voire un arrêt total des règles. Ces perturbations s'accompagnent généralement d'une raréfaction des ovulations et d'une baisse de la fertilité allant parfois jusqu'à une stérilité complète, résistante à toute forme de procréation médicalement assistée.

En améliorant la sécrétion hormonale, la perte de poids conduit habituellement à un retour à la normale : il n'est pas rare pour des femmes fortes de tomber enceinte un mois ou deux après avoir perdu du poids. Cette perte de poids doit parfois être rapide lorsque, l'âge avançant, il est souhaitable de procréer au plus tôt afin de mettre toutes les chances de son côté.

➤ *Je dois me faire opérer prochainement*

L'excès de poids rend tout acte chirurgical plus délicat, d'une part parce que l'excès de graisse augmente souvent la difficulté d'accéder à l'organe opéré pour les chirurgiens, d'autre part, et surtout, parce qu'elle multiplie les risques liés à l'anesthésie.

De plus, l'excès de poids met en cause quelquefois le succès même de l'intervention ; c'est le cas si vous devez vous faire opérer de la hanche ou du genou. En effet, le mieux ressenti après l'opération va rapidement être mis à mal par les kilos en trop.

Autre exemple, si vous devez être opéré du ventre, en particulier pour une éventration, la distension liée à l'excès de graisse rend problématique la bonne fermeture de la paroi abdominale après les sutures.

➤ *Je dois passer certains examens médicaux*

Les grands excès de poids réduisent parfois considérablement la lisibilité de certains examens médicaux, telle par exemple une radio des artères coronaires (ou coronarographie) proposée aux individus souffrant d'angine de poitrine ou ayant fait un infarctus du myocarde.

Par ailleurs, ils empêchent la réalisation elle-même de certaines radios, en particulier du scanner.

Dans ce cas, un amaigrissement rapide sous contrôle médical peut s'avérer nécessaire, en particulier lorsqu'une décision thérapeutique rapide doit être prise en fonction du résultat de cet examen.

Je prends confiance

Quel intérêt, et quels risques, y a-t-il à maigrir vite ? Comme souvent en nutrition, cette question conduit à des réponses extrêmes de la part des spécialistes ; certains n'y voyant que des avantages, d'autres que des inconvénients. Essayons de mieux appréhender une réalité plus complexe.

Est-il dangereux de maigrir vite ?

Lorsqu'on respecte certaines règles de prudence (voir ci-dessous), maigrir vite n'est pas dangereux ; mais lorsqu'on s'en écarte, les effets néfastes peuvent survenir en quelques semaines, voire en quelques jours. Le cœur est le premier des organes touchés par un régime rapide mal conduit, avec un risque de survenue d'irrégularités du rythme cardiaque voire d'un arrêt cardiaque mortel. Rassurez-vous, on sait à présent à quoi sont dues ces issues fatales, et on connaît les moyens de les éviter. Trois causes président à ces événements, l'une concerne votre état cardiaque préalable, les deux autres le mode d'utilisation de ces régimes.

• *La présence préalable d'une anomalie cardiaque* (troubles du rythme nécessitant ou non un pacemaker, angine de poitrine, etc.). Le cœur est alors particulièrement sensible à tout changement brutal concernant les habitudes de vie ou la nourriture. Dans ce cas, le feu vert puis la surveillance du médecin traitant ou du cardiologue sont absolument indispensables lorsqu'un régime rapide s'avère nécessaire pour des raisons de santé.

• *Les déséquilibres de certains régimes rapides.* C'est notamment le cas des régimes contenant trop peu de protéines ou des protéines de mauvaise qualité. Cela souligne l'importance, lorsqu'on veut maigrir vite, de respecter un apport quotidien d'aliments riches en protéines de bonne qualité tels que les viandes, les volailles, les poissons, les œufs ou les produits laitiers.

• *La durée exagérée de certains régimes rapides.* L'organisme et le cœur supportent bien un régime rapide pendant une durée allant jusqu'à huit semaines. Au-delà, l'organisme risque de se fatiguer, les organes « nobles », et notamment le cœur, de s'en ressentir.

Il résulte de ces notions quatre règles de précaution lorsqu'on souhaite maigrir vite :

- respecter les contre-indications (voir pages 155 à 159),
- demander l'avis de son médecin avant de démarrer,
- manger suffisamment d'aliments riches en protéines de bonne qualité,
- ne pas prolonger, sauf avis médical, un régime rapide plus de deux mois.

Maigrir vite favorise-t-il l'anorexie ou la boulimie ?

La boulimie et l'anorexie surviennent généralement chez des jeunes filles fragilisées par certaines de leurs caractéristiques psychologiques ou par certains traumatismes dans l'enfance ou l'adolescence. Sur ce terrain, le facteur déclenchant de la maladie coïncide souvent avec un désir déraisonnable de perdre du poids puis avec le début d'un régime. C'est plus particulièrement le cas lorsque le régime en question est vécu comme frustrant, lorsqu'il conduit la jeune fille à se culpabiliser au moindre écart, lorsqu'il lui interdit de suivre ses propres sensations pour choisir ses aliments et leurs quantités en lui imposant de façon rigide des portions préétablies.

Pour éviter cette issue délétère, je vous déconseille formellement de suivre un régime rapide tel le régime « grande vitesse » si vous n'avez que quelques kilos à perdre, si vous avez moins de 18 ans ou encore si vous avez des relations un peu « difficiles » avec la nourriture. De plus, je vous encourage fortement à parler à votre médecin de votre projet avant de faire le choix ou non de maigrir, puis celui de maigrir vite ou plus lentement.

Et, pour que votre poids et votre régime, quel qu'il soit, ne tournent pas à l'obsession, sachez relativiser les choses.

• Ne considérez pas qu'il existe des bons aliments d'un côté et des mauvais de l'autre, ne voyez pas tel ou tel régime comme la règle absolue mais comme un simple moyen mis à votre disposition pour perdre des kilos rapidement, moyen qu'il faudra abandonner ensuite pour passer à une alimentation plus diversifiée.

• Restez à l'écoute de votre corps en déterminant à chaque repas les quantités des familles d'aliments conseillées en fonction de vos sensations de faim et de satiété.

• Enfin, ne culpabilisez pas lorsque vous vous écartez des « règles » : les règles sont faites pour vous et non l'inverse, et ces « extra » prouvent tout simplement que vous avez besoin d'un peu de fantaisie...

Les régimes que je vous propose s'inscrivent dans cette « philosophie » à la fois souple et attentive de la nutrition.

Maigrir vite, est-ce que cela déprime ?

L'équipe de psychologie de l'Université de Philadelphie aux États-Unis a mené, sous la direction du docteur Wadden, une étude sur les effets de divers régimes sur le moral. Ce dernier ne s'altère pas mais, au contraire, s'améliore parallèlement à la perte de poids, et donc plus avec les régimes rapides qu'avec les régimes lents. Ces résultats rassurants sont cependant à pondérer par les notions suivantes :

- Cette étude portait sur des sujets forts ou obèses ; si ce n'est pas votre cas et si vous cherchez à perdre rapidement du poids, il est possible que votre organisme le supporte mal et que, parallèlement, votre moral flanche. Avez-vous vraiment besoin de perdre du poids, et, si oui, pourquoi ne pas y arriver doucement mais de façon plus confortable ?
- Les régimes rapides sont souvent à base de protéines et pauvres en glucides. Cette pauvreté en glucides abaisse dans le cerveau une substance appelée sérotonine, baisse souvent mal supportée par les personnes à tendance dépressive chez qui elle accentue cette tendance. Si vous êtes plutôt déprimé, ou si vous l'avez été récemment, ce n'est pas le moment de vous lancer dans un régime drastique.

Pour être au mieux de votre forme psychologique, je vous conseille de conserver, même au cours du régime « grande vitesse », une certaine quantité de glucides en consommant de belles portions de légumes et en prenant, si vous en ressentez le besoin, un fruit à chaque repas. Et si, au cours de cette étape, vous avez de plus en plus envie d'aliments sucrés, cela signifie sans doute que votre organisme, et surtout votre cerveau, a besoin d'une plus grande quantité de glucides : passez alors au régime « pleine forme », plus lent, mais qui a l'intérêt d'accueillir le pain et les féculents.

Maigrir vite fatigue-t-il ?

Le plus souvent, on peut maigrir vite tout en menant une vie normale, en vivant chez soi et en allant travailler. Une hospitalisation ou un séjour en maison diététique n'est que très rarement nécessaire.

Votre forme physique sera peu affectée par la rapidité de la perte de poids. Avec l'option « grande vitesse », vos muscles seront certes un peu moins performants en ce qui concerne les efforts de force (port de charges lourdes, exercices de musculation, etc.). En revanche, les efforts d'endurance (jogging, natation, vélo à petite allure) sont habituellement aussi bien voire mieux supportés : le muscle voit ses réserves en glucides diminuer, mais il utilise plus vite et plus facilement les graisses issues de la fonte de votre tissu adipeux.

Quoi qu'il en soit, si vous souhaitez continuer à faire du sport, soyez à l'écoute de votre corps et sachez, en cas de fatigue, interrompre l'effort.

Est-ce que plus on maigrit vite, plus on reprend de poids ?

Les résultats des premières études sur cette question n'étaient guère encourageants : un an après, la reprise s'élevait à environ deux tiers du poids initialement perdu. Comparée à des méthodes plus douces et plus lentes telles que la psychothérapie comportementale, la perte de poids initiale était bien sûr plus rapide avec ces régimes rapides, mais au bout de quelques années le résultat sur le poids était quasi équivalent. À quoi bon alors tous ces efforts ?

Les études effectuées quelques années plus tard se sont avérées plus rassurantes, mais le programme proposé était très différent : la phase rapide initiale était suivie de conseils à long terme concernant les habitudes alimentaires et le mode de vie. Dans ce cas, il apparaît que la perte de poids à long terme est parallèle à la perte de poids initiale, c'est-à-dire que plus on perd de kilos au début d'un projet d'amaigrissement, moins on pèse lourd quelques années plus tard. Ainsi, deux chercheurs, Pekkarinen et Mustajoki, ont comparé deux façons de maigrir : la première se limitait à la psychothérapie comportementale ; elle a conduit à une perte de poids s'élevant en moyenne à 8,9 kilos à un an mais seulement à 4,9 kilos à cinq ans, les sujets ayant donc repris 5 kilos entre ces deux pesées. Lorsque, dans la phase initiale de l'amaigrissement, un régime rapide était associé à la psychothérapie comportementale, la perte de poids s'élevait à 22,9 kilos à un an et à 16,9 kilos à cinq ans : les individus avaient là aussi repris du poids, mais de façon partielle, et, comme ils avaient plus perdu au départ, ils pesaient moins lourd à l'arrivée… Ces conclusions ont été confirmées par les travaux de l'équipe danoise du professeur Astrup et surtout par James Anderson[1] qui, aux États-Unis, a recensé l'ensemble des études portant sur l'évolution du poids quatre ou cinq ans après une perte de poids initial : lorsqu'on est trop fort et que l'on passe par une étape rapide et équilibrée pour perdre ses kilos, on maintient mieux son nouveau poids qu'avec le seul recours à des régimes lents.

Ainsi, pour des personnes souffrant d'un réel surpoids (les résultats des études citées plus haut concernent de telles personnes), prévoir des phases rapides dans un projet d'amaigrissement peut s'avérer efficace sur le court terme comme sur le

1. James Anderson et col., « Long-term weight-loss maintenance : A meta-analysis of US studies », *American Journal of Clinical Nutrition*, 2001, 74, p. 579-584.

long terme. Si vous choisissez cette solution et le régime « grande vitesse » de ce livre, encore faut-il que vous viviez votre régime en forme et sans frustrations… Dans le cas inverse, il sera plus sage de prendre un peu plus de temps.

Je n'abuse pas des substituts de repas

Les substituts de repas sont censés remplacer un ou plusieurs repas par jour.

• Ils doivent à la fois être pauvres en calories, pour faire maigrir, et couvrir les principaux besoins nutritionnels, pour ne pas être dangereux.

• Ils se présentent en général sous la forme d'une boisson toute prête ou d'une poudre à diluer dans l'eau ou le lait écrémé, voire sous celle de biscuits ou de barres chocolatées. Leur saveur est souvent sucrée (arômes vanille, chocolat, café, fruits), parfois salée (potages).

➤ *La bonne façon d'utiliser les substituts de repas*

Si vous vous contentez de remplacer quelques repas par des substituts de repas sans surveiller par ailleurs votre alimentation, il ne faut pas vous attendre à des miracles : vous mangerez plus aux repas suivants et votre poids ne bougera pas.

En revanche, les substituts de repas peuvent vous rendre service lorsque vous n'avez ni le temps ni l'envie de vous préparer à manger : il vaudra mieux alors consommer un substitut plutôt que sauter un repas. Ce peut être le cas au cours du régime « grande vitesse » ou du repas léger de celui « pleine forme », mais rappelez-vous que vous disposez également

Pourquoi les substituts ne doivent pas remplacer plus d'un repas par jour

Vous pouvez consommer un substitut en guise de petit déjeuner, de repas principal ou de collation. Mais, même s'ils vous tentent, limitez leur utilisation au remplacement d'un seul repas par jour. Si vous en preniez plus souvent, vous risqueriez de ne pas faire l'effort d'améliorer vos repas « classiques » ; à l'arrêt des substituts, vous seriez démuni, d'où une probable reprise de poids : la réussite à long terme de l'amaigrissement passe avant tout par l'amélioration durable d'une nourriture plus « classique ».

d'autres moyens plus naturels, pour « faire simple et vite » (voir pages 60 et 62).

➤ *Quels substituts de repas choisir ?*

On trouve les substituts de repas en pharmacie, en parapharmacie ou en grande surface. Comment choisir le sien ?

Mon propos n'est pas de faire de la publicité à telle ou telle marque en vous en conseillant une plutôt qu'une autre, d'autant plus que la valse des nouveaux produits atteint un tel rythme qu'une liste de substituts « conseillés » serait rapidement dépassée. Je préfère vous informer des critères qui vous permettront de choisir le substitut qui vous convient après lecture de sa composition nutritionnelle : de par la loi, celle-ci doit être précisée sur l'emballage.

Préférez les substituts de repas « à boire » aux substituts « à croquer »

Évitez les substituts se présentant sous la forme de « mini-lunch », de barres, de biscuits ou de « sandwichs » protéinés : ils sont trop riches en sucres et surtout trop gras.
Vous leur préférerez les substituts qui se présentent sous la forme d'une crème ou, plus souvent, sous la forme d'une boisson prête à boire ou d'une poudre à diluer dans l'eau ou le lait.

Les protéines

Attachez-vous avant tout à l'apport en protéines. Je vous recommande de prendre au moins 15 g de protéines le matin, 20 g[1] au déjeuner ou au dîner. Pour y parvenir, vous pouvez :

- choisir un substitut vous fournissant au moins ces apports (en sachant que si vous diluez votre substitut dans du lait écrémé, celui-ci vous apporte en plus 8 grammes de protéines et 90 calories pour 250 ml) ;
- prendre deux substituts de repas : par exemple, au déjeuner, deux substituts à 15 grammes de protéines, l'un de saveur salée, l'autre sucrée (pour ne pas vous lasser) ;
- compléter un substitut avec un yaourt ou 100 grammes de fromage blanc (qui vous apportent respectivement 5 et 8 grammes de protéines).

1. Il n'y a pas de danger à ne prendre que 20 g de protéines à un déjeuner ou à un dîner si, par ailleurs, vous prenez une collation riche en protéines (produit laitier, jambon, œuf, etc.) ou si l'autre repas est copieux (en particulier s'il comporte des féculents).

Les autres calories

Le reste des calories apportées par ces substituts correspond essentiellement à des glucides, et ce à des doses variables. Dans le cadre du régime « grande vitesse », vous avez intérêt à choisir, à richesse en protéines égale, les substituts les plus pauvres en calories et en glucides.

Les vitamines et les fibres

La plupart des substituts de repas contiennent désormais des vitamines à des doses adéquates. Vous n'avez donc pas à vous en soucier surtout si, comme je vous le recommande, vous ne prenez pas plus d'un repas par jour sous la forme de substituts.

La présence de fibres dans un substitut de repas permet d'être rassasié plus longtemps et d'avoir moins faim dans les heures qui suivent ; certains substituts vous apportent ce « plus » : lisez bien les étiquettes.

Comment consommer votre substitut de repas

Le choix de vos substituts dépendra aussi de votre appréciation de leurs saveurs. Tous pêchent par l'absence de « croquant », sauf les barres qu'il vaut mieux éviter, pour les raisons que l'on a vues plus haut. Ils ne nécessitent aucun effort de mastication, ce qui nuit conjointement au plaisir de manger et à la sensation de satiété. Aussi, je vous conseille vivement de consommer au préalable quelques légumes, cuits ou crus selon vos choix (voir page 47 pour la liste des légumes), ou encore un fruit si vous prenez votre substitut en guise de petit déjeuner.

Pourquoi vaut-il mieux utiliser de vrais aliments que des sachets de protéines ?

Pour perdre vite vos kilos, deux solutions : soit le régime « à grande vitesse » proposé dans ce livre ; soit les régimes protéinés à base de sachets. Psychiatre et chercheur en nutrition à l'Université de Philadelphie (États-Unis), Thomas A. Wadden a comparé les deux approches[1].

Sur le poids, les résultats sont proches.

Sur la santé, le risque de complications est moindre lorsque de vrais aliments sont présents, d'où une surveillance médicalisée plus « légère ».

Le passage à une alimentation plus copieuse ne provoque pas de compulsions alimentaires ou de « boulimies » réactionnelles aux frustrations du régime initial lorsque celui-ci laissait place à un ou plusieurs « vrais » repas quotidiens. En revanche, le risque est accru avec les régimes où tous les repas sont à base de sachets de protéines.

La présence de vrais repas diminue les sensations d'anxiété et facilite la stabilisation du poids après l'amaigrissement.

1. Dans *Eating Disorders and Obesity*, New York, Guilford, 1995.

Je fais des courses sans stress

Savoir bien manger pour rester mince et en bonne santé, c'est avoir chez soi les aliments qu'il faut, et c'est donc faire correctement ses courses.

Commencez par établir à l'avance une liste de courses, en pensant aux divers repas de la semaine, afin, d'une part de ne pas vous trouver démuni en aliments indispensables comme les fruits et les légumes, la viande ou le poisson, d'autre part de ne pas passer trop de temps au rayon des aliments « à risque » comme les biscuits salés ou les sodas.

Prévoyez des « secours » ; achetez des produits frais mais également des aliments en conserve ou surgelés, afin de ne pas être à court de légumes, de viande ou de poisson.

Faites vos courses dans les heures qui suivent un repas et non pas à jeun : vous réduirez les risques d'avoir « les yeux plus gros que le ventre » et vous achèterez moins d'aliments très caloriques. Vous ferez ainsi les courses d'une manière à la fois efficace et relax.

Évitez de faire vos courses au supermarché avec vos enfants, surtout s'ils sont petits : vous vous sentirez plus détendu et vous ne serez pas sollicité d'acheter les produits dont ils raffolent (gâteaux, chocolats, glaces).

Étape 1 : réussir mes courses

➤ *Les légumes (et les fruits)*

Indispensables. Prévoyez, pour votre propre consommation, au moins 200 g de légumes par repas. À choisir parmi les moins riches en fructose (voir tableau page 47).

Les légumes frais

À ranger dans le bac à légumes du réfrigérateur pour prolonger leur durée de conservation et sauvegarder leur contenu en vitamines.

Les plus fragiles, et donc à consommer dans les quatre-cinq jours qui suivent leur achat : les légumes à feuilles comme les salades vertes, les épinards et les choux (chou-fleur, brocoli, etc.).

Plus résistants, et pouvant donc être consommés dans les dix jours : les légumes dont la peau offre une plus grande protection (concombres, tomates, courgettes, aubergines, poivrons, etc.) et les racines (carottes, navets, betteraves, radis, etc.).

Les légumes en conserve ou surgelés

À avoir en réserve pour les jours où vous ne disposez pas de légumes frais ou pas de temps pour les préparer.

Aussi efficaces que les légumes frais pour votre ligne et votre santé, même s'ils sont souvent moins savoureux.

À choisir « au naturel », en évitant les préparations cuisinées ou celles avec adjonction de matières grasses : vérifiez sur l'étiquette la liste des ingrédients et l'absence de lipides.

Les fruits

À choisir de préférence frais, parmi les fruits proposés pages 31 et 32.

Si vous en avez le temps, c'est habituellement au marché que vous trouverez les fruits les plus savoureux.

Consommez en priorité les fruits fragiles qui mûrissent vite : fraises, framboises, cerises, bananes, pêches, nectarines, etc. D'autres fruits sont plus résistants : pommes, oranges, kiwis, pamplemousses, poires, rhubarbe, raisin, clémentines, etc. Ils seront utiles pour faire la soudure avec le marché qui suit.

Si vous en avez la possibilité, essayez de prévoir deux pleins de fruits par semaine : ainsi vous profiterez pleinement de leurs saveurs et de leurs valeurs nutritionnelles. Placez une partie de vos fruits au réfrigérateur (sauf les bananes et les mangues qui supportent mal le froid), pour allonger leur durée de conservation, mais laissez-en toujours quelques-uns à température ambiante : ils seront meilleurs que si vous les mangiez trop froids.

➤ *Viande, volaille et poisson : les aliments riches en protéines*

Au moins 300 g par jour pour les aliments de cette famille (voir page 42).

Prenez du poisson au moins deux fois par semaine, il est particulièrement bénéfique pour la santé comme pour la ligne. Tous les poissons sont conseillés, sauf les préparations cuisinées avec des matières grasses.

Alternez volailles (poulet, dinde), viande rouge (bœuf) et viandes blanches (veau, porc), en privilégiant les morceaux les moins gras (voir tableau page 43).

Deux œufs équivalent à 100 g de viande ou de poisson.

Achetez des viandes et poissons « à la coupe » pour les trois premiers jours qui suivront vos courses : commencez par consommer les poissons, plus fragiles, puis la viande. Ensuite, prévoyez des produits « sous barquette » conservés sous atmosphère contrôlé ; regardez bien les dates de péremption qui varient d'un produit à l'autre, afin de ne pas vous trouver « en rupture » avant la fin de la semaine. En dépannage, gardez toujours des conserves (par exemple, le thon en boîte, les miettes de crabe ou de saumon en boîte) ainsi que des viandes et poissons surgelés.

➤ *Les matières grasses*

Retenez les équivalences (voir page 48) pour prévoir la dose juste.

À user avec beaucoup de modération. Par exemple, si vous n'utilisez que de l'huile, une bouteille de un litre assurerait votre consommation propre pour un repas par jour pendant trois mois, ou pour deux repas pendant un mois et demi.

Les matières grasses les plus bénéfiques pour votre santé : l'huile de colza et l'huile d'olive (l'huile de noix n'est pas mal non plus).

Contrairement à la mention portée sur l'étiquette, plusieurs travaux scientifiques récents ont montré que l'huile de colza supporte bien la chaleur. Vous pouvez donc l'utiliser pour vos cuissons (sauf pour les bains de friture, mais ce mode de cuisson n'est pas vraiment recommandé pour maigrir).

Huile vierge ou huile raffinée : laquelle choisir ?

Raffiner une huile, c'est lui faire subir une succession de processus technologiques qui visent à extraire de l'« huile brute » certains composants jugés indésirables pour des raisons soit de toxicité (pesticides, mycotoxines, métaux lourds), soit de saveur ou d'aspect (pigments, cires, flaveurs, phospholipides).

Souvent indispensable, le raffinage a néanmoins certains inconvénients :

- altération des antioxydants naturels de l'huile, tels la vitamine E ou les polyphénols, dont les taux chutent respectivement d'environ 20 % et 70 %,
- dégradation, lorsque le raffinage a lieu sous une température trop élevée, des acides gras les plus fragiles avec formation de nouveaux éléments moins favorables à la santé,
- appauvrissement de la saveur naturelle de l'huile.

L'huile vierge, elle, bénéficie de méthodes d'extraction plus douces, mais aussi plus coûteuses. Elle est donc généralement plus riche en vitamines, en antioxydants et en saveurs.

Alors, vaut-il mieux consommer une huile vierge (non raffinée) ou une huile raffinée ? Si vous êtes perfectionniste, vous choisirez sans doute des huiles vierges. Mais si vous voulez faire simple, et moins coûteux, vous profiterez également des huiles raffinées : sur la santé, la différence s'avère finalement assez minime, notamment en ce qui concerne l'huile de colza : ses effets bénéfiques ont été démontrés à partir de variétés du commerce, c'est-à-dire le plus souvent raffinées. À chacun de choisir en fonction de ses goûts et de sa tradition culinaire.

Margarines, beurres allégés

Si vous n'avez pas de problème de cholestérol, il n'y a pas d'intérêt à remplacer le beurre par de la margarine : vous pouvez continuer à consommer un peu de beurre, notamment sur vos tartines, si tant est que la majorité de vos matières grasses provienne par ailleurs des huiles de colza et d'olive.
Si vos analyses de sang montrent trop de cholestérol, remplacer le beurre de vos tartines par de la margarine vous aidera à le faire baisser.
Pour cuisiner, pour agrémenter votre plat de légumes, de féculents ou de viande, il est préférable pour votre santé d'utiliser de l'huile plutôt que de la margarine : appréciez un filet d'huile d'olive ou de colza plus souvent qu'une noix de margarine ou de beurre.
Les formes allégées du beurre et de la margarine vous permettent d'en mettre un peu plus (voir équivalences page 48), mais sont parfois moins savoureuses.

➤ *Les produits laitiers*

Privilégiez les moins riches en graisses (voir encadré page 28).

Évitez (ou modérez-en la consommation) les laitages plus gras (voir encadré page 30) ainsi que les crèmes desserts (crèmes desserts aux œufs, au chocolat, à la vanille ; mousse au chocolat ; riz ou semoule au lait, etc.) : même allégés, ils sont deux ou trois fois plus riches en calories que les yaourts nature ou que les yaourts aux fruits à 0 % MG.

➤ *Les boissons*

L'eau, avant tout, du robinet ou en bouteille.

Pour les autres boissons, référez-vous au tableau page 75.

Étape 2 : réussir mes courses

Au cours de l'étape 2, vous consommez les mêmes aliments que ceux prévus à l'étape 1 avec, en plus, du pain, des féculents et un choix plus vaste de légumes.

➤ *Les légumes*

Le choix est le même que celui proposé dans l'étape 1, plus :
- les carottes,
- les betteraves, les salsifis, les topinambours,
- le potiron, le potimarron,
- l'oseille,
- les choux de Bruxelles,
- les haricots beurre, les pois gourmands,
- les artichauts, les cœurs de palmier.

➤ *Le pain*

Achetez votre pain chez votre boulanger, en choisissant un pain dense, ferme et tassé : nécessitant une mastication lente, ces pains sont sources de glucides lents. Ce sont notamment :
- les pains aux céréales, de seigle, complet, intégral,
- les baguettes à l'ancienne, le pain au levain.

Un conseil pratique pour ceux qui ne font leurs courses qu'une ou deux fois par semaine : ces pains se congèlent généralement assez bien. À sortir du congélateur plusieurs heures avant leur consommation.

Évitez les biscottes, les pains croustillants (pain suédois) et le pain de mie : ce sont plutôt des glucides rapides, moins favorables pour la ligne.

Mis à part certains pains de seigle noir d'origine nordique tels que le Pumpernickel, le Vollkornbrot ou le Schwartzbrot, les pains industriels (pain de mie blanc ou pain de mie complet, pain tranché au son, etc.) sont généralement enrichis en sucre et en matières grasses. Par ailleurs, leurs mies sont trop aérées, pas assez compactes : ils sont alors sources de sucres plus rapides, moins favorables à votre santé et à votre ligne.

Pain complet, pain aux céréales. Faut-il les choisir « bio » ?

Ces pains sont fabriqués à partir du grain de blé entier et, à ce titre, contiennent du son. Celui-ci constitue l'enveloppe du grain, et se trouve directement au contact des pesticides et des engrais. Faut-il s'en méfier ?
En fait, sauf en cas d'accident ou de fraude, les quantités de ces produits chimiques contenus dans les aliments ne présentent aucun risque sanitaire. On peut donc sans danger acheter son pain complet auprès de son boulanger habituel.
Le cas du pain au son est particulier. Il correspond à du pain complet auquel on a adjoint du son brut. Son seul atout est d'accélérer le transit intestinal ; il n'est donc conseillé qu'en cas de constipation opiniâtre. Vu sa richesse en son (20 à 30 % du poids total du pain), il est le seul pour lequel les variétés issues de l'agriculture biologique ont un réel intérêt.

➤ *Les féculents (voir tableau page 87)*

Les légumes secs, le blé concassé (le boulghour), les pâtes et le riz complet sont particulièrement intéressants car riches en glucides lents, fibres et vitamines.

Pâtes et riz à cuisson rapide : des progrès technologiques source d'inconvénients nutritionnels

Pour nous aider à cuisiner plus vite, l'industrie agroalimentaire a mis au point des pâtes et du riz à cuisson rapide – deux à trois minutes au lieu des huit à quinze habituelles. Revers de la médaille, le processus technologique de fabrication perturbe l'architecture des glucides qui s'éloignent alors de la famille des glucides lents pour se rapprocher de celle des sucres rapides. Pour votre santé et votre ligne, mieux vaut donc rester fidèle aux formes traditionnelles du riz et des pâtes.

La stabilisation

➤ *La charcuterie*

Privilégiez les charcuteries peu grasses ou moyennement grasses. Limitez les autres aux moments exceptionnels.

Ne consommez de la charcuterie qu'une ou deux fois par semaine. Modérez les portions (entre 50 et 100 g par occasion).

Accompagnez-la de légumes « verts » ou d'une belle salade.

Elle fait double emploi avec la viande : utilisez-la plus souvent pour remplacer un plat de viande ou de volaille que pour la précéder.

Charcuteries : certaines sont grasses, d'autres non	
Les plus grasses (plus de 40 g de graisses pour 100 g de charcuterie)	Chorizo, salami, foie gras, rillettes, saucisse alsacienne (gendarme).
Très grasses (entre 30 et 40 g)	Pâté de foie de porc, boudin noir, saucisson, chair à saucisse.
Grasses (entre 20 et 30 g)	Cervelas, saucisse fraîche, saucisson à l'ail, mortadelle, saucisse de Strasbourg, saucisse de Francfort, merguez, saucisse de Montbéliard, de Toulouse, boudin blanc, pâté de campagne, pâté de foie de volaille, pâté en croûte, terrine de canard, lard maigre, poitrine de porc fumée.
Moyennement grasses (entre 10 et 20 g)	Andouillette, galantine, fromage de tête, pâté de lapin, jambon sec.
Peu grasses (entre 5 et 10 g)	Jambon cuit, bacon, tripes à la mode de Caen.

➤ *Les plats cuisinés*

Choisissez les plats cuisinés et les marques dont les teneurs en calories et en lipides sont les plus basses dans leurs catégories (comparez les étiquettes).

Lisez la liste des ingrédients ; préférez les plats préparés avec de l'huile d'olive ou d'arachide à ceux contenant de la margarine ou une huile de coprah, de palme ou de tournesol.

Selon ce qui manque au plat industriel, rétablissez l'équilibre de votre repas en y incorporant un féculent (ou du pain) et surtout des légumes (ou une salade).

Modérez, ou mieux, évitez, le sel pour le reste du repas car ces plats sont souvent trop salés, ce qui favorise la rétention d'eau.

➤ *Les fromages*

Privilégiez les fromages classiques à 45 % MG (pour certains, à 50 % MG), mais évitez ceux qui sont plus riches en matières grasses.

Une évidence, ne choisissez un fromage allégé que si vous le trouvez savoureux. Sinon, préférez un petit morceau d'un vrai fromage.

Pour votre santé, les fromages les plus riches en calcium sont les plus bénéfiques. Ce sont surtout les fromages à pâte dure, qui ne sont, contrairement à une idée reçue, pas beaucoup plus riches en calories que les autres.

➤ *Biscuits, viennoiseries et pâtisseries*

- Jouez la modération :
  - Un croissant le dimanche matin, des tartines de pain aux autres petit déjeuners.
  - Un ou deux biscuits au goûter, mais pas le paquet entier le soir devant la télévision.
  - Une pâtisserie au déjeuner du dimanche, des fruits ou un yaourt aux autres repas : appréciez avec modération.

- Privilégiez les produits les moins gras :
  - Parmi les viennoiseries : pain au lait ou brioche.
  - Parmi les biscuits : petits-beurre, biscuits à thé, biscuits à la cuillère, langues de chat, boudoirs, biscuits à la confiture ou encore pain d'épice.
  - Parmi les pâtisseries : tartes aux fruits, éclairs au chocolat ou au café.

Pour une part de 30 g de fromage	Apport en calcium en mg	Apport calorique en kcal
Parmesan	383	114
Emmental	356	113
Beaufort	312	120
Comté	294	120
Cantal	291	110
Edam	267	98
Gouda	256	104
Saint-Paulin	234	89
Morbier	228	104
Bleu	217	103
Bonbel/Babybel	198	94
Pyrénées	191	107
Reblochon	188	93
Roquefort	180	111
Saint-Nectaire	177	102
Raclette	165	107
Rouy	150	100
Mozzarella	150	82
Fromage fondu à 45 % de MG	148	88
Chaume	147	104
Pont-l'Évêque	141	90
Munster	129	100
Tome	121	96
Camembert à 45 % de MG	120	85
Brie	85	99
Chèvre sec	67	140
Fromage fondu à 65 % de MG	73	106
Coulommiers	73	92
Vache qui rit	72	103
Saint-Marcellin	52	98
Petit Louis	33	90
Chèvre à pâte molle	32	62
Chèvre demi-sec	32	98
Saint-Môret	30	70
Boursault	28	113
Kiri	27	100
Carré frais Gervais	24	68

- Consommez plus rarement les produits les plus gras :
  - Le pain au chocolat (beaucoup plus gras que du pain *et* des carrés de chocolat).
  - Les biscuits feuilletés (palmiers), les biscuits pur beurre du type « spécialités bretonnes », les cookies ou autres biscuits au chocolat.
  - Les pâtisseries à la crème au beurre ou au chocolat.

Si vous prenez régulièrement quelques biscuits à l'occasion d'une collation entre les repas, prenez aussi un fruit frais : outre les effets « santé » du fruit, sa richesse en fibres réduira votre appétit dans les heures qui suivent (vous serez moins tenté de terminer le paquet) puis lors du repas suivant ; vous risquerez moins de prendre du poids.

Je comprends pourquoi ça marche

C'est la conjonction de plusieurs éléments qui détermine à la fois l'équilibre et l'efficacité du projet « Maigrir vite et bien ». Mais rappelez-vous : cette efficacité ne doit vous faire oublier ni votre santé (voir page 155) ni le réalisme dans vos espérances (voir page 170).

Viandes et poissons : des protéines indispensables pour maigrir vite et bien

Les viandes rouges ou blanches, mais aussi les volailles, les poissons et les œufs : ces aliments ont en commun leur richesse en protéines naturelles, indispensables à l'équilibre biologique de l'organisme (voir page 15). En outre, elles sont particulièrement efficaces pour maigrir vite et bien.

Pourquoi les protéines font maigrir

– D'abord, les protéines font « brûler » des calories à l'organisme. Ainsi, d'après l'équipe du chercheur danois Arne Astrup, un régime riche en protéines accroît de 50 calories le métabolisme basal (les calories brûlées par un corps au repos pour assurer son fonctionnement) par rapport à un régime à dominante glucides ; la différence pourrait atteindre 70 calories si on prend en compte les dépenses totales de la journée ; si ce phénomène s'avérait durable, 70 calories brûlées quotidiennement conduiraient à perdre un kilo de plus sur 100 jours avec un régime riche en protéines par rapport à un régime équivalent mais riche en glucides.

– Ensuite, à calories égales, les protéines sont plus rassasiantes que les lipides ou les glucides. Ainsi, la même équipe danoise a comparé deux modèles alimentaires : l'un largement dominé par les glucides, l'autre deux fois plus riche en protéines que le premier. Les sujets volontaires étaient divisés en deux groupes, chacun suivant l'un ou l'autre de ces deux modèles ; tous pouvaient manger à leur faim, sans limite de quantité. Au bout de six mois, les membres du groupe « protéines » mangeaient spontanément 20 % de calories en moins, et leur perte de poids était, en moyenne, supérieure de 2,7 kilos par rapport au groupe « glucides ». Les études portant sur le comportement alimentaire expliquent cet avantage : les repas riches en protéines rassasient plus vite et plus longtemps, on mange moins et on a moins faim entre les repas.

– Enfin, les aliments riches en protéines stimulent moins le pancréas et l'insuline que ne le font ceux en glucides. Cela tempère l'excès d'insuline caractéristique de nombreuses personnes touchées par le surpoids et/ou résistantes apparemment à tout régime.

Produits laitiers, de surprenants alliés

Même s'ils restent encore l'objet de controverses, divers travaux scientifiques évoquent, de par leurs résultats, un effet protecteur des produits laitiers vis-à-vis de l'excès pondéral et des maladies cardio-vasculaires.

Les chercheurs ont d'abord étudié une race de souris génétiquement obèse, la souris dite « Agouti ». Cherchant à élucider le pourquoi de cette obésité, l'équipe de Michael Zemel (Université du Tennessee) a d'abord montré que la mutation génétique en cause touche une protéine (appelée depuis protéine « Agouti ») qui stimule l'appétit, stimule la lipogenèse (la fabrication de graisse dans l'organisme) et inhibe la lipolyse (la combustion des graisses) : trois processus qui se conjuguent pour faire grossir cette malheureuse souris. Parallèlement, Zemel démontra qu'un régime pauvre en calcium accentue ce phénomène et que, à l'inverse, une alimentation riche en calcium l'atténue.

Parallèlement à cette série d'expérimentations animales, plusieurs études ont été menées chez l'homme ; leurs résultats vont dans le même sens. Sur le plan épidémiologique (études scientifiques menées à l'échelon des populations), une étude américaine portant sur plusieurs milliers de personnes a montré que, toutes choses égales par ailleurs, celles ayant des apports en calcium élevés sont plus minces que les autres ; cette relation inverse entre calcium et graisse corporelle s'observe également chez l'enfant. Sur le plan biologique, on a trouvé que la thermogenèse (la combustion d'énergie par l'organisme) est pour 10 % influencée par les apports en calcium. De plus, un apport conséquent en produits laitiers préserve la « masse maigre » de l'organisme (tout ce qui n'est pas de la graisse, c'est-à-dire essentiellement les muscles et les organes) ; or, lorsqu'on maigrit, il est important que la perte de poids se fasse aux dépens de la masse grasse sans entamer la masse maigre : c'est préférable pour la santé, c'est aussi plus sûr pour ne pas reprendre les kilos perdus.

On a cherché ensuite à savoir si les effets « minceur » des produits laitiers étaient liés au seul calcium ou à d'autres constituants. Sur un groupe de 36 adultes volontaires soumis à un régime hypocalorique, on a ainsi trouvé que la perte de poids augmentait de 70 % avec les produits laitiers contre 26 % avec du calcium sous forme de comprimés ; de plus, cette perte touchait surtout la graisse de l'abdomen, c'est-à-dire la plus dangereuse pour l'organisme. Parallèlement, on a également mis en évidence un effet protecteur des produits laitiers sur un ensemble de facteurs de risques cardio-vasculaires rassemblés sous le terme de syndrome métabolique (hypertension artérielle, diabète, excès de cholestérol). Mais toutes les études scientifiques ne sont pas si optimistes ; il en faudra donc de nouvelles avant de pouvoir conclure définitivement à un effet protecteur des produits laitiers vis-à-vis du surpoids.

Légumes verts : faire rimer minceur, saveur et santé

Les études scientifiques le démontrent : manger des légumes quotidiennement réduit les risques de cancer, de maladies cardio-vasculaires et même probablement de maladie d'Alzheimer. Ces bienfaits résultent de la richesse des légumes en micronutriments protecteurs (vitamines, minéraux et polyphénols) qui renforcent les défenses de l'organisme, protègent chacune de nos cellules et retardent les processus de vieillissement : on parle de haute densité nutritionnelle, le terme densité signifiant ici concentration. À l'inverse, ils modèrent l'appétit alors même qu'ils sont faiblement concentrés en calories : de ce fait, ils jouent un rôle majeur lorsqu'on souhaite perdre ses kilos en trop.

Manger plus de légumes permet d'avoir moins faim tout en mangeant léger : on maigrit plus en forme et plus confortablement. De plus, ils ralentissent la digestion des glucides : ainsi, par exemple, manger des courgettes ou des tomates à la provençale avec les pâtes ralentit la digestion de ces dernières. Il en résulte une baisse de l'index glycémique global du repas et, parallèlement, celle de la sécrétion d'insuline, ce qui favorise la combustion des graisses. Enfin, les légumes augmentent l'excrétion dans les selles des nutriments caloriques (glucides, protéines et surtout lipides). En effet, l'absorption de ces derniers est ralentie et gênée par l'eau et les fibres des légumes à l'interface entre les aliments et la muqueuse intestinale. Ainsi, en doublant ses portions de légumes, on peut perdre dans les selles 60 calories par jour. Cette valeur peut paraître bien modeste comparée aux 7 000 calories renfermées par un kilo de graisse corporelle, mais, à l'échelle de la prévention, c'est loin d'être négligeable : extrapolé sur une année, cela correspond à une perte de poids proche de 2,5 kilos.

Les légumes sont importants pour maigrir, et encore plus nécessaires, ensuite, pour se stabiliser. Le principal défi est en effet moins de perdre des kilos que de ne pas les reprendre.

Les légumes : indispensables pour réguler naturellement votre appétit

J'avais remarqué que, lorsque les patients mangeaient une belle assiette de légumes aux deux repas, ils maigrissaient plus vite, de façon plus agréable et en meilleure forme. À partir de ces observations empiriques, je conseillais dès 1993 dans mes premiers livres d'en prendre au déjeuner et au dîner, et ce quelle que soit par ailleurs la composition du repas. Les travaux scientifiques permettent à présent de mieux comprendre pourquoi.

R. James Stubb, qui travaille à Aberdeen en Écosse, et la chercheuse américaine Barbara Rolls sont chacun arrivés à la même conclusion : pour que notre appétit ne dépasse pas les besoins de notre corps, et pour rester mince, nous avons intérêt à ce que notre alimentation soit faiblement concentrée en calories (les chercheurs parlent de faible densité calorique). Or, avec les légumes, il est toujours possible de baisser la densité calorique d'un plat.

Par exemple, une entrecôte sauce au poivre et à la crème avec des frites constitue un plat à forte densité calorique (il est très concentré en calories) ; si vous y ajoutez une belle part de haricots verts ou de tout autre légume, la concentration calorique de l'assiette (entrecôte + sauce + frites + *légumes*) va baisser. Il en résultera deux bénéfices ; l'un se situe à court terme : alors même que le *volume* du repas augmente (il y a des haricots en plus), vous mangerez globalement moins de calories au cours de ce repas, car la présence des légumes et leur mastication vous conduiront tout naturellement, sans vous forcer, à consommer moins de viande et moins de frites. L'autre bénéfice se situe à moyen terme : vous resterez rassasié plus longtemps, vous risquerez moins de grignoter et vous mangerez moins au repas qui suit.

Plusieurs phénomènes expliquent cet effet « coupe-faim » naturel des légumes. D'abord, comme les autres aliments riches en fibres (les fruits ou les légumes secs), ils nécessitent une mastication lente, ce qui accroît la sensation de rassasiement : ce phénomène disparaît lorsque les légumes sont sous la forme d'une purée ; évitez donc d'en consommer trop souvent. Ensuite, les légumes retardent le passage des aliments de l'estomac vers l'intestin : l'estomac reste distendu plus longtemps dans les heures qui suivent le repas, ce qui retarde d'autant la réapparition d'une sensation de faim.

Huiles, beurre, crème : juste ce qu'il faut

Les matières grasses donnent de la saveur et de l'onctuosité à la cuisine ; elles sont par ailleurs nécessaires à l'équilibre de l'organisme, tout du moins en ce qui concerne les huiles. Mais leur consommation doit rester modérée lorsque l'on souhaite maigrir ou que l'on a du mal à garder la ligne. En effet, les matières grasses sont riches en lipides, et les lipides constituent, avec les glucides rapides, les nutriments les plus susceptibles de se transformer en tissu graisseux dans l'organisme.

Cette tendance est accentuée par le fait que les lipides calment moins bien la faim que les protéines ou les glucides. Ainsi, des chercheurs ont comparé deux modèles de repas, l'un riche en glucides, l'autre en lipides, en proposant à des volontaires de consommer à leur faim l'un et l'autre à quelques jours de distance : les individus étaient plus vite rassasiés avec le régime riche en glucides. Cet impact sur la prise de nourriture est accentué par la particularité qu'ont la plupart des plats ou aliments gras d'être très denses, ou concentrés, en calories ; ils apportent un nombre élevé de calories sous un faible volume, ce qui conduit à manger trop riche et à prendre du poids.

Matières grasses et aliments gras : des calories qui font plus grossir que les autres

Comme les protéines, les glucides et l'alcool, les lipides sont des nutriments énergétiques, nutriments car ils proviennent des aliments, énergétiques car ils fournissent de l'énergie à l'organisme. Cette énergie sera utilisée pour le métabolisme et l'activité du corps, puis elle est stockée dans notre tissu graisseux en cas d'excédent par rapport aux besoins du corps. Par gramme, les lipides apportent 9 calories, l'alcool 7, les glucides et les protéines 4. Ces valeurs sont celles utilisées dans les livres de diététique ou sur l'étiquetage des aliments : par exemple, un produit contenant, pour 100 g, 5 g de protéines, 3 g de lipides et 11 g de glucides sera référencé comme fournissant (5 × 4) + (3 × 9) + (11 × 4) = 91 calories, toujours pour 100 g de produit.

En réalité, ces valeurs caloriques, bien que couramment admises ne rendent pas compte de l'effet de ces nutriments sur le poids, et ce pour deux raisons.

• L'énergie réellement contenue dans l'alimentation est de 3,74 calories (et non 4) par gramme pour les glucides, 4,2 (et non 4) pour les protéines, 9,3 (et non 9) pour les lipides, 7,12 (et non 7) pour l'alcocl. Un gramme de lipides apporte en fait non pas deux, mais près de trois fois plus de calories que un gramme de glucides.

• Avant d'être stockée sous forme de graisse dans notre corps, une partie des calories alimentaires est brûlée quoi qu'il arrive, un peu comme si nos aliments devaient payer un « ticket d'entrée » lors du passage des nutriments vers l'organisme. Or le stockage des lipides alimentaires est trop économe puisqu'il ne brûle que 4% de leurs calories contre 25 à 30 % pour les glucides et les protéines.

Manger trop de lipides fait donc prendre plus de poids que trop de glucides ou trop de protéines.

Autre inconvénient des lipides : leurs excès altère le fonctionnement des cellules de l'organisme, avec apparition de ce que les chercheurs et les médecins dénomment « insulino-résistance » : l'insuline a plus de mal à assurer ses fonctions utiles pour l'organisme, comme si les cellules du corps leur résistaient ; du coup, cela oblige le pancréas à fabriquer plus d'insuline. Cet état, qui survient lors des régimes riches en graisses, favorise à terme stockage et prise de poids.

Les lipides se trouvent dans les matières grasses, mais aussi dans de nombreux aliments : viandes, charcuteries et fromages gras ; de nombreux desserts lactés ; la plupart des plats cuisinés du commerce ; les pâtisseries, les viennoiseries, les biscuits, le chocolat, etc.

Ces divers effets d'une nourriture grasse sur l'organisme expliquent les résultats des études épidémiologiques : on est plus gros dans les populations où on mange plus gras.

Pour maigrir, il est préférable de modérer sa consommation de matières grasses et d'aliments gras. Mais il ne faudrait pas pour autant s'en priver. D'abord, les repas deviendraient vite insipides. Ensuite, cela nuirait à la perte de poids car les matières grasses ont le grand intérêt de ralentir le passage des aliments de l'estomac vers l'intestin, et donc de réduire l'index glycémique des repas.

On maigrit donc plus facilement avec un apport raisonnable en huiles, beurre ou crème qu'en s'en privant totalement.

Ainsi, le yaourt nature ordinaire et le lait demi-écrémé n'ont pas besoin d'être remplacés par leurs homologues totalement écrémés, à 0 % de MG. De même, il est souhaitable, lorsqu'on cherche à maigrir, de modérer sa consommation d'huiles (même celles bénéfiques pour la santé comme les huiles de colza, d'olive ou de noix), mais non de s'en priver.

Pain et féculents, fruits et produits sucrés : de vrais glucides lents pour prolonger la perte de poids puis se stabiliser

Présents notamment dans le pain et les féculents, les fruits et les produits sucrés, les glucides – également dénommés les sucres – ont fait récemment l'objet de nombreux travaux scientifiques. Au cours de l'étape 1, pour maigrir vite, votre seul apport de glucides proviendra des fruits.

➤ *Pourquoi privilégier les sucres lents*

Ensuite vous mangerez de tout, mais pour maigrir durablement, puis vous stabiliser, il vous faudra choisir des aliments riches en glucides lents (ou sucres lents), bien les cuisiner et être attentif au moment de la journée où vous les consommerez.

Les glucides lents sont, comme leur nom l'indique, lentement assimilés par l'organisme lors de la digestion : ils procurent une énergie douce et durable, qui vous permet de tenir jusqu'au repas suivant. C'est l'inverse avec les glucides rapides. Les scientifiques parlent volontiers de glucides à index glycémique bas pour les glucides lents et à index glycémique élevé pour les glucides rapides. Pour rester mince et en bonne santé, il est recommandé de manger une nourriture ayant un index glycémique bas.

➤ *Comment bien cuisiner les aliments riches en glucides*

Pour confectionner des repas riches en glucides lents (ou sucres lents), le choix des aliments est primordial, mais non suffisant. D'autres éléments sont à prendre en compte, comme vous l'expliquent les encadrés qui suivent.

Glucides lents, glucides rapides : comment les différencier

Les *glucides rapides* (également dénommés « sucres rapides ») sont présents dans le sucre de table et de nombreux aliments sucrés, dans les confiseries et les sodas, dans certains aliments non ou peu sucrés mais trop raffinés (par exemple, le pain blanc), ou trop « travaillés » par l'industrie agroalimentaire (par exemple les biscottes, les biscuits salés, la plupart des céréales croustillantes du petit déjeuner). Consommés trop souvent, les glucides rapides sont néfastes pour la ligne et la santé.

Les *glucides lents* (appelés aussi « sucres lents ») sont présents dans la plupart des fruits, les légumes secs, les pâtes, le riz, la semoule, le blé concassé (boulghour), les flocons d'avoine ainsi que dans certains pains spéciaux (baguette à l'ancienne, pain complet, aux céréales, de seigle, intégral), notamment lorsque la farine est relativement peu moulue et que le pain apparaît dense et compact. Les glucides lents sont bénéfiques pour garder la ligne et la santé ; cependant, lorsqu'on souhaite maigrir, il est souhaitable d'en modérer les apports.

Quant aux *pommes de terre*, elles peuvent relever des premiers ou des seconds, tout dépend du mode de préparation : en purée ou sous forme de frites, elles procurent à l'organisme des glucides rapides ; cuites avec la peau sans avoir été coupées ni épluchées (pour éviter le contact direct de l'eau avec la chair de la pomme de terre), elles fournissent des sucres lents.

Moins de glucides rapides, plus de glucides lents : comment s'y prendre à chaque repas

– Privilégiez les aliments riches en glucides lents (voir encadré précédent).
– Évitez les sodas, les jus de fruits, le sucre dans le thé et le café : dans une boisson, le sucre et même le fructose des fruits parcourent trop vite le tube digestif, ce qui le transforme en glucide rapide.
– Modérez la consommation de purées et de compotes : préférez les aliments non mixés. En effet, un aliment dont la texture est fluide est beaucoup plus vite digéré qu'un aliment « solide ».
– Consommez des aliments complets ou associez au cours d'un même repas un féculent et un légume vert : les fibres du légume ralentiront la digestion des glucides du féculent.
– Limitez le temps de cuisson des pâtes, du riz ou des pommes de terre (par exemple, mangez des pâtes *al dente*) : les féculents sont alors plus lentement assimilés et distillent ainsi leur énergie à l'organisme de façon douce et prolongée.
– Faites cuire les pommes de terre en robe des champs (avec leur peau).
– Incorporez un peu de matières grasses dans vos plats (un filet d'huile de colza, de noix ou d'olive, une noisette de beurre, etc.) : les graisses ralentissent la digestion des glucides.
– Réservez les aliments sucrés pour la fin des repas, au dessert : leur progression dans le tube digestif sera ralentie par la présence des aliments qui les auront précédés au cours du repas (notamment par celle des légumes) ; de ce fait, ils seront plus lentement digérés et leurs sucres rapides se comporteront presque comme des glucides lents.

Enfin, outre le choix des aliments et la façon de les cuisiner, le moment où l'on consomme les aliments riches en glucides influence leur impact sur le poids.

➤ *Choisir le meilleur moment pour manger des glucides*

Le matin, vous éviterez le pain et les céréales si vous souhaitez perdre vite vos premiers kilos. En effet, aux premières heures du jour, le pancréas, une glande digestive, est particulièrement réactif et il risquerait de répondre à la consommation de ces aliments par une synthèse exagérée d'une hormone, l'insuline. Celle-ci ralentirait alors la combustion de la graisse dans votre organisme (la lipolyse).

À la place, vous mangerez un ou plusieurs fruits ; vous en tirerez plusieurs bénéfices :

- une moindre montée d'insuline, car les glucides des fruits sont plus lents que ceux du pain ou des céréales,
- un effet rassasiant plus marqué, grâce à la présence de fibres et de glucides lents : le cerveau aura de quoi fonctionner, et vous éviterez la fringale de 11 heures,
- un apport en vitamines, minéraux et polyphénols : afin de maintenir 24 heures sur 24 une bonne concentration sanguine en ces nutriments protecteurs, il est préférable de répartir sur la journée sa consommation de fruits (ou de légumes) plutôt que de n'en manger qu'à midi et le soir.

Au déjeuner ou au dîner, vous éviterez le pain et les féculents au cours des premières semaines, afin de maigrir au plus vite grâce aux protéines. Ensuite, vous en consommerez mais vous les sélectionnerez et en modérerez les quantités de manière à ne perturber ni le pancréas et sa sécrétion d'insuline ni votre perte de poids. Ce faisant, vous aurez le plaisir de continuer à maigrir tout en savourant des pâtes, du riz, des pommes de terre ou du pain midi et soir.

Entre les repas, il vous faudra éviter les grignotages riches en sucres rapides et/ou en graisses (biscuits salés ou sucrés, friandises, bonbons, boissons sucrées, céréales croustillantes, baguette ordinaire, chips, pop corn, sucre, boissons sucrées et jus de fruits, etc.). En effet, même minimes, ces « snacks » ralentissent l'amaigrissement et favorisent la prise de poids par deux mécanismes :

- un blocage de la production de glucides par le foie, cette production ayant sinon la fonction de différer la sensation de faim ; paradoxalement, vous ressentiriez une faim précoce et plus intense ;
- un blocage du processus de combustion des graisses dans l'organisme : vous brûleriez moins vos réserves, et vous stockeriez plus les calories.

La matinée : le bon moment pour perdre ses kilos

Au cours de la nuit, à mesure que s'éloigne l'heure du précédent dîner et que la période de jeûne nocturne se prolonge, l'organisme est en « lipolyse » – appellation scientifique du processus de combustion des graisses, et qui signifie littéralement la lyse, ou destruction des lipides, ou graisses. C'est donc une période idéale pour maigrir. Ce processus favorable à la perte de poids est interrompu lorsque le pancréas se remet à synthétiser de l'insuline, car cette hormone bloque la fragmentation puis la combustion de la graisse de l'organisme. Votre objectif pour maigrir va alors être de laisser le pancréas au repos, pour qu'il ne se « réveille » pas, que l'insuline reste basse dans votre corps et qu'ainsi celui-ci continue à brûler votre graisse au cours de la matinée.

CINQUIÈME PARTIE

Trucs et astuces : je cuisine à mon image

Maigrir sans bouleverser vos achats de nourriture ou votre façon de cuisiner et tout en partageant vos repas avec vos proches ?
Vous aimeriez, bien sûr, mais vous ne savez pas très bien comment vous y prendre.
Lisez alors les pages qui suivent, elles vous aideront dans cette démarche.

Herbes, épices et condiments : les saveurs sans les risques

Pour rehausser ou varier le goût de vos plats, n'hésitez pas à utiliser la large gamme d'assaisonnements, d'herbes et d'épices mise à votre disposition. Sans apporter de calories, ils ont le grand avantage de parfumer agréablement les plats et vous aideront ainsi à mieux vous passer des matières grasses.

La sauce soja et le nuoc-mâm

La sauce soja, que l'on appelle aussi « shoyu », est fabriquée à partir d'extrait de soja et de sel. Très parfumée, elle est souvent utilisée dans les marinades « à la chinoise », avec du gingembre et parfois du saké. Elle existe sous plusieurs marques : Arôme Saveur (Maggi), Soy Sauce Kikkoman, Light Superior Soy Sauce (Pearl River Bridge), Soya Sauce Blue Dragon, etc.
Le nuoc-mâm est une sauce très salée à base d'anchois et de sel. Elle s'utilise donc à la place du sel, et parfume de façon originale le riz basmati. Vous la trouverez sous des marques importées de Thaïlande, par exemple le Nuoc Mâm Cock Brand importé par Tang Frères SA.

Pensez aussi au Viandox, fabriqué à partir d'extraits végétaux. Il est très concentré en saveurs, et quelques gouttes suffisent pour parfumer les pâtes, le riz, les légumes, la viande ou les œufs.

Les herbes, les épices et les aromates s'accommodent avec tous types de produits (viandes, poissons, œufs, légumes, féculents) et donnent l'occasion de composer des plats aux saveurs typées. Pour vous donner des idées dans la préparation de vos recettes, nous vous proposons ci-dessous quelques exemples d'associations ; certaines font l'objet de recettes détaillées dans les pages 227 à 235 pour les sauces, 263 et suivantes pour les plats cuisinés.

Les fines herbes		
	Avec quoi les déguster ?	**Idées culinaires**
Aneth	Saumon, et autres poissons.	Sauce verte à l'aneth, sauce au fromage blanc et au raifort.
Basilic	Tomates, salades, pâtes.	Soupe glacée à la tomate et au basilic, salade verte au basilic.
Cerfeuil	Œufs, salades, potages, viandes (volailles, lapin).	Omelette au cerfeuil, potage aux légumes et au cerfeuil.
Ciboulette	Œufs, salades, potages.	Œufs cocotte à la ciboulette, sauce au yaourt et à la ciboulette.
Coriandre	Légumes (courgettes, aubergines), viandes.	Boulettes de bœuf sauce verte, courgettes à la coriandre, caviar d'aubergine à la coriandre.
Estragon	Poulet, veau, œufs, salades, tomates.	Œufs en gelée à l'estragon, poulet à l'estragon, vinaigrette à l'estragon.

	Avec quoi les déguster ?	Idées culinaires
Menthe	Thé, salades, fruits (fraises, framboises, oranges), marinades de viandes.	Boulettes de bœuf sauce verte, salade de fruits à la menthe, brochettes de volailles à la menthe.
Persil	Viandes, poissons, légumes, décoration des plats.	Légumes persillés.

Les herbes aromatiques		
	Avec quoi les déguster ?	**Idées culinaires**
Laurier	Marinades de viandes, bouquets garnis, cuisine provençale (en association avec les herbes de Provence, le thym).	Poulet César (aux feuilles de laurier) au four, sauce tomate, tomates à la provençale.
Marjolaine ou origan	Viandes (bœuf, volailles, lapin), tomates, vinaigres, œufs.	Sauce tomate, grillade de bœuf à l'origan.
Romarin	Viandes et poissons grillés, légumes (tomates), farces.	Concassée de tomates, grillade de veau au romarin.
Sauge	Viandes (veau).	Paupiette de veau roulée à la sauge.
Thym	Viandes grillées, farces, marinades, bouquets garnis, salades, tomates.	Tomates à la provençale, grillade de bœuf au thym.

Les épices		
	Avec quoi les déguster ?	**Idées culinaires**
Anis étoilé (ou badiane)	Viandes (bœuf, volailles).	Bœuf à l'anis étoilé, curry de volaille.

	Avec quoi les déguster ?	Idées culinaires
Cannelle	Fruits (pommes, pêches, oranges, poires, rhubarbe), poissons, viandes.	Fruits d'hiver à la cannelle, crumble aux pêches et à la cannelle, poulet à l'indienne.
Carvi (ou cumin)	Chou, poissons, viandes.	Chou braisé au carvi, poisson grillé au cumin.
Clou de girofle	Pommes, marinades de sauces au vin rouge, sauces.	Poulet à l'indienne.
Curry	Viandes (veau, volailles), poissons, légumes.	Curry de lotte, poulet au curry, petits légumes au curry.
Gingembre	Marinades de viandes (poulet, veau, dinde).	Poulet au gingembre, brochettes de dinde au gingembre.
4 épices (cannelle, gingembre, girofle, muscade)	Œufs, viandes (volailles, lapin).	Œufs brouillés aux 4 épices.
Muscade	Œufs, lait, flans.	Flan de légumes.
Paprika	Œufs, viandes (bœuf, poulet), poissons.	Œufs sur le plat au paprika, poisson grillé accompagné d'une sauce au fromage blanc et au paprika.
Piment	Tomates, marinades.	Sauce tomate, poivrons grillés.
Safran (ou curcuma)	Plats orientaux.	Tajine de poulet aux citrons confits.

Les condiments		
	Avec quoi les déguster ?	**Idées culinaires**
Ail, oignons, échalotes	Bases de la cuisine : cuisson des viandes, des poissons, des légumes.	Filet de cabillaud à la moutarde et aux échalotes, ratatouille, sauce tomate, rôti de veau au lait et à la purée d'ail.
Bouillon de poule dégraissé, de pot-au-feu dégraissé	Cuisson des légumes, des viandes.	Rôti de veau à la provençale, lapin à la moutarde.
Citron, vinaigre	Sauces, marinades de viandes et de poissons.	Sauce au yaourt citronnée, carpaccio de saumon à l'aneth.
Concentré, coulis, concassée de tomates	Œufs, viandes (bœuf, volailles, lapin, veau), poissons.	Rôti de veau à la provençale, filet de cabillaud à la concassée de tomates, lapin niçois, omelette à la tomate et aux oignons.
Cornichons	Accompagnement des viandes froides et des charcuteries (jambon), salades composées.	Salade de jambon, tomates, poivrons et cornichons.
Moutarde (sans huile)	Sauces, accompagnement des viandes, marinades des viandes, cuisson des viandes et des poissons.	Lapin à la moutarde, filet de cabillaud aux échalotes et à la moutarde, brochette de dinde au gingembre, sauce gribiche, sauce mayonnaise.
Raifort	Sauces épicées.	Sauce au fromage blanc et au raifort, et saumon à l'aneth.

	Avec quoi les déguster ?	Idées culinaires
Sauce soja, nuoc-mâm	Légumes, marinades des viandes et des poissons.	Courgettes et fenouil salés au nuoc-mâm, poulet à la chinoise.
Tabasco	Jus de tomate, sauces épicées.	Sauce cocktail, sauce piquante.

Les sauces : je donne une personnalité à mes plats

Pour maigrir puis rester mince, il vous faudra avoir la main légère sur les matières grasses dans la confection de l'entrée ou du plat principal de vos repas. Mais vous souhaitez également manger de façon gourmande et recevoir dignement vos amis. Essayez-donc nos sauces : légères, savoureuses et onctueuses, elles deviendront vite les vôtres.

Sauces pour crudités

Sauce au yaourt (2 personnes)

1/2 yaourt
1 cuillère à café de moutarde[1] à l'ancienne
1 cuillère à café de vinaigre balsamique
Sel, poivre

Mélanger tous les ingrédients. Assaisonner.

1. Choisissez une moutarde dépourvue d'huile : lisez bien la liste des ingrédients avant son achat.

☞ Notre proposition :

Servir cette sauce avec des légumes crus, par exemple des concombres ou des tomates en rondelles.

Sauce verte (2 personnes)

50 g de fromage blanc à 0 ou 20 % de matière grasse (1/2 pot de 100 g)
1 cuillère à soupe de jus de citron
1 cuillère à café de moutarde[1]
1 cuillère à soupe de lait demi-écrémé
Herbes aromatiques (aneth, ciboulette, persil, menthe, basilic, coriandre)
Sel, poivre

Ciseler finement les herbes, et les mélanger aux autres ingrédients. Assaisonner.

☞ Notre proposition :

Servir cette sauce avec une salade composée, des bâtonnets de légumes (chou-fleur, radis, céleri, fenouil, etc.) ou encore une viande grillée.

Sauce piquante (2 personnes)

1 jaune d'œuf
1 cuillère à café de moutarde[1]
1 cuillère à café de curry en poudre
1 cuillère à café d'eau
Quelques gouttes de Tabasco

1. Choisissez une moutarde dépourvue d'huile : lisez bien la liste des ingrédients avant son achat.

3 à 4 cuillères à soupe de lait demi-écrémé
Sel, poivre

Mettre dans une casserole le jaune d'œuf, la moutarde, le curry, l'eau. Faire épaissir sur bain-marie en tournant sans arrêt. Quand le jaune a pris, retirer du feu et ajouter le lait et le Tabasco. Assaisonner.

☞ **Notre proposition :**

Cette sauce est délicieuse en apéritif ou en entrée, avec des légumes à la croque : radis, chou-fleur, tomate, céleri.

Sauces pour poissons chauds (pochés, cuits au micro-ondes, etc.)

Sauce au citron (2 personnes)

1 jaune d'œuf
1 cuillère à soupe de jus de citron
1 cuillère à soupe d'eau
1/2 yaourt ou 50 g de fromage blanc à 0 ou 20 % de matière grasse
Sel, poivre

Mettre dans une casserole le jaune d'œuf, le citron et l'eau. Faire épaissir au bain-marie en tournant sans arrêt. Quand le jaune a doublé de volume, retirer du feu et ajouter le yaourt (ou le fromage blanc). Assaisonner.

☞ **Notre proposition :**

Servir cette sauce tiède avec un poisson poché.

Sauce aux fines herbes (4 personnes)

125 ml de fumet de poisson
1 cuillère à café de Maïzena
200 g de fromage blanc à 0 ou 20 % de matière grasse (2 pots de 100 g)
Fines herbes hachées (ciboulette, aneth, persil, menthe, etc.)
Sel, poivre

Délayer la Maïzena dans le fumet de poisson. Faire épaissir sur feu doux tout en remuant. Puis ajouter hors du feu le fromage blanc, les fines herbes, et assaisonner.

☞ **Notre proposition :**

Cette sauce s'accorde bien tiède avec un filet de poisson nature cuit à la vapeur, au micro-ondes ou au court-bouillon.

Sauces pour poissons froids et terrines de poisson ou de légumes

Coulis de tomates (4 personnes)

8 tomates
Herbes fraîches (menthe, basilic, estragon) hachées
Sel, poivre

Enlever la peau et les pépins des tomates (voir page 265). Les mixer avec les herbes fraîches. Saler et poivrer.

☞ **Notre proposition :**

Ce coulis se déguste froid avec une terrine de poisson ou de légumes.

Sauce gribiche (4 personnes)

1 œuf dur
2 cuillères à café de moutarde[1]
1 cuillère à soupe de vinaigre
1 cuillère à soupe de yaourt nature
1 cuillère à soupe de persil haché
Cornichons hachés (3 à 4 de taille moyenne)
Sel, poivre

Mouliner l'œuf dur. Ajouter ensuite la moutarde, le vinaigre, le yaourt, le persil et les cornichons. Assaisonner.

Sauce cocktail (4 personnes)

3 tomates
50 g de fromage blanc à 0 ou 20 % de matière grasse (1/2 pot de 100 g)
Quelques gouttes de Tabasco
Sel, poivre

1. Choisissez une moutarde dépourvue d'huile : lisez bien la liste des ingrédients avant son achat.

Enlever la peau des tomates (voir page 265) ou utiliser des tomates entières pelées en conserve. Les mixer avec le fromage blanc, ajouter le Tabasco, saler et poivrer.

Sauce au fromage blanc et au raifort (4 personnes)

100 g de fromage blanc à 0 ou 20 % de matière grasse (1 petit pot)
2 cuillères à soupe d'aneth (fraîche ou surgelée) hachée
Le jus d'un demi-citron
1 cuillère à café de raifort râpé
Sel, poivre

Mélanger tous les ingrédients. Assaisonner.

☞ **Notre proposition :**

Cette sauce est délicieuse en accompagnement du saumon fumé.

Sauces pour viandes grillées

Sauce bordelaise (4 personnes)

2 échalotes
1/2 verre de vin rouge
1 bouquet garni (branche de persil, thym et laurier ficelés)
1 verre de bouillon de viande dégraissé
1 cuillère à café de Maïzena

Hacher les échalotes. Les faire réduire sur feu doux dans le vin rouge. Ajouter le bouquet garni, le bouillon de viande, et laisser cuire 10 minutes avec un couvercle. Passer ensuite la sauce dans une fine passoire, et mélanger avec la Maïzena préalablement délayée dans une cuillère à soupe d'eau froide. Vous pouvez ensuite, au moment de servir, ajouter 10 g de beurre.

Sauces pour volailles froides

Sauce « mayonnaise » (2 personnes)

1 jaune d'œuf
1 cuillère à café de moutarde à l'ancienne[1]
1 cuillère à soupe d'eau
3 à 4 cuillères à soupe de lait demi-écrémé
Sel, poivre

Mettre dans une casserole le jaune d'œuf, la moutarde et l'œuf. Faire épaissir au bain-marie en tournant sans arrêt. Quand le jaune a pris, retirer du feu et ajouter le lait. Assaisonner.

Vinaigrette de tomate (4 personnes)

450 g de pulpe de tomate
100 ml de vinaigre (de vin, balsamique ou de Xérès)
50 g de moutarde[1] *(3 belles cuillères à soupe)*

1. Choisissez une moutarde dépourvue d'huile : lisez bien la liste des ingrédients avant son achat.

2 cuillères à soupe d'herbes fraîches (basilic, persil, ciboulette, etc.) hachées
Sel, poivre

Mélanger tous les ingrédients dans un saladier. Assaisonner.

Sauces pour féculents et légumes chauds

Sauce tomate (2 personnes)

6 tomates
2 oignons
3 gousses d'ail
Bouquet garni (branche de persil, thym, laurier, ficelés)
Marjolaine ou origan
Piment ou Tabasco (facultatif)

Couper les tomates en petits morceaux. Émincer l'oignon, hacher les gousses d'ail. Dans une casserole à revêtement antiadhésif bien chaude, mettre les oignons émincés avec un peu d'eau et les laisser fondre 1 à 2 minutes. Ajouter ensuite les tomates, l'ail et le bouquet garni. Laisser cuire à couvert en remuant de temps en temps pendant environ 30 minutes. Vous pouvez y ajouter quelques gouttes de Tabasco ou de piment.
À déguster telle quelle, avec des morceaux, ou à mixer pour une consistance plus fluide. À consommer chaude, avec des pâtes fraîches, ou froide avec une volaille ou un poisson.

Sauce béchamel (4 personnes)

500 ml de lait demi-écrémé
40 g de Maïzena
Muscade
Sel, poivre

Délayer la Maïzena dans le lait froid petit à petit dans une casserole. Puis mettre sur feu doux et faire épaissir tout en remuant. Assaisonner avec le sel, le poivre et la muscade.

☞ Notre proposition :

Napper légumes ou pâtes avec cette sauce, parsemer de fromage râpé puis mettre au four chaud pendant environ 15 minutes pour faire gratiner.

J'apprends à cuisiner avec peu de matières grasses

Pour maigrir puis rester mince, il est souvent souhaitable de cuisiner de façon moins grasse qu'auparavant. Mais pour ne pas altérer les plaisirs de la table et tenir sur la longueur, il est également nécessaire de cuisiner de façon savoureuse. Comme vous le lirez dans les tableaux[1] qui suivent, il existe de multiples façons de cuire légumes, viandes ou poissons en évitant à la fois les fritures ou les sauces grasses et la fadeur de certains régimes. Ainsi, vous pourrez réaliser des plats propices à vous faire maigrir tout en étant appréciés par l'ensemble de la famille.

1. Pour chaque famille d'aliments, ces tableaux présentent les principales techniques culinaires permettant une cuisine minceur savoureuse ainsi que diverses suggestions de recettes.

Comment bien cuisiner les légumes sans matière grasse

Techniques	Recettes à base de légumes
Au four	
Cette technique de cuisson s'adresse surtout aux légumes naturellement riches en eau : tomates (45 min th. 7), aubergines (35 min th. 7), courgettes (35 min th. 7), champignons (25 min th. 7). Faire préchauffer le four. Enfourner ensuite les légumes préalablement assaisonnés et disposés dans un plat allant au four. Laisser cuire le temps nécessaire. *Cas particulier : cuisson en papillote* Disposer les légumes dans un carré d'aluminium ménager. Assaisonner (sel, poivre, herbes aromatiques, épices), fermer et déposer la papillote dans un plat contenant un petit fond d'eau. Cuire au four.	• Tomates à la provençale. • Aubergine farcie. • Caviar d'aubergine : faire cuire les aubergines entières et piquées à la fourchette pendant environ 45 min dans un four chaud, puis mixer la chair et la mélanger avec de l'ail, un bouquet de coriandre fraîche et du jus de citron, saler et poivrer. • Poivrons grillés ou salade de poivrons (avec de la laitue et des courgettes grillées). • Courgettes à la provençale : disposer dans une cocotte allant au four des courgettes en rondelles avec des dés de tomate, un oignon en rondelles et une pointe d'ail écrasée, sel et poivre. Couvrir et laisser cuire environ 30 min th. 6. • Endives au jambon (avec une béchamel allégée). • Brochette de légumes. • Papillote de tomates, champignons et oignons. • Papillote de courgette et aubergine à la sauge.

<table>
<tr><th colspan="2">À l'eau (à l'anglaise)</th></tr>
<tr><td>Faire bouillir un grand volume d'eau salée. Plonger les légumes et laisser frémir le temps nécessaire (préférez les légumes « al dente » afin de préserver au mieux leurs vitamines et leurs minéraux).
Accompagner éventuellement d'un filet d'huile d'olive, d'une noix de beurre cru ou d'une cuillère à soupe de crème fraîche.</td><td>• Tous les légumes peuvent être cuits de cette manière. Vous pouvez utiliser des légumes surgelés si vous avez peu de temps, mais les légumes frais sont souvent plus savoureux.
• Cette technique permet aussi la réalisation de potages maison.</td></tr>
<tr><th colspan="2">À la vapeur</th></tr>
<tr><td>Disposer les légumes dans un compartiment placé au-dessus d'un récipient d'eau (les cocottes spéciales cuisson vapeur sont très pratiques) et laisser cuire sur le feu (l'eau doit bouillir) le temps nécessaire.</td><td>• Tous les légumes peuvent être cuits avec cette technique.
• Vous pouvez aussi utiliser un autocuiseur, qui réduira le temps de cuisson des légumes.</td></tr>
<tr><th colspan="2">À l'étouffée</th></tr>
<tr><td>Cette technique de cuisson s'adresse surtout aux légumes naturellement riches en eau (tomates, aubergines, courgettes, salades, endives, épinards, champignons). Ceux-ci cuisent alors dans leur eau de constitution, dans un récipient clos (cocotte, autocuiseur, casserole à revêtement antiadhésif avec un couvercle).
Disposer les légumes dans l'ustensile de cuisson.
Assaisonner (sel, poivre, épices, herbes aromatiques), bien couvrir et laisser cuire sur feux doux en tournant de temps en temps.</td><td>• Salade cuite.
• Épinards au curry.
• Tomates au cerfeuil.
• Aubergines à la coriandre.
• Piperade basquaise.
• Ratatouille.</td></tr>
<tr><th colspan="2">Au micro-ondes</th></tr>
<tr><td colspan="2">Ce mode de cuisson donne de moins bons résultats lors de la cuisson des légumes.</td></tr>
</table>

Comment bien cuisiner la viande sans matière grasse

Technique	Recettes à base de viandes
Au four	
Choisir un morceau à rôtir. Disposer dans un plat avec des aromates (épices, herbes, oignons) et des légumes (carottes, chou, etc.). Enfourner dans un four préchauffé.	• Rôti de bœuf. • Gigot d'agneau à l'ail. • Poulet rôti aux herbes. • Blancs de poulet tandoori.
Au micro-ondes	
Cuire les légumes dans une cocotte à couvert avec un peu d'eau. Faire dorer la viande (si plat à brunir), puis la mettre dans un plat avec aromates (ail, épices, herbes) et cuire à couvert.	• Brochettes de porc au gingembre. • Pintade au chou. • Papillote de lapin aux poivrons.
Dans un bouillon	
Confectionner un bouillon de viande ou de poisson. Faire revenir la viande dans la cocotte, puis ajouter les légumes, les aromates et le bouillon.	• Bœuf braisé à la provençale. • Pot-au-feu. • Blanquette de veau. • Couscous. • Agneau au curcuma. • Porc au chou. • Filet de porc au citron. • Poulet aux champignons. • Poulet aux deux poivrons. • Cuisse de pintade au poivre vert. • Lapin en cocotte.
Au lait	
Amener le lait à ébullition, puis ajouter la viande et laisser cuire.	• Rôti de veau au lait et à l'ail. • Longe de porc au lait.

À la vapeur	
Utiliser un cuiseur vapeur. Sinon, disposer l'aliment dans sa papillote dans une casserole contenant un fond d'eau et couvrir.	• Papillote de veau au fenouil. • Papillote de poulet au citron.
À la poêle ou à la cocotte antiadhésive	
Faire revenir l'aliment dans une poêle bien chaude. Commencer par l'oignon (si inclus dans la recette), puis ajouter la viande, les aromates, les légumes.	• Escalope de dinde au romarin. • Lapin à la moutarde. • Filet de porc mariné aux fruits exotiques. • Sauté de veau basquaise. • Chili con carne.

Comment bien cuisiner le poisson sans matière grasse

Techniques	Recettes à base de poissons
Au four	
Assaisonner le poisson (sel, poivre, épices), et l'enfourner sur une grande plaque dans un four préchauffé.	• Saumon entier au curry. • Dos de cabillaud et oignons confits.
Au micro-ondes	
Déposer le poisson sur une assiette. Assaisonner (sel, poivre, herbes, épices) et cuire au micro-ondes avec un couvercle.	• Filet de flétan à l'aneth.
Dans un bouillon	
Préparer un court-bouillon. Plonger le poisson dans le liquide frémissant et laisser cuire.	• Cabillaud au court-bouillon. • Noix de saint-jacques à l'orange. • Filet de sole sauce blanche.
Au lait	
Faire bouillir le lait. Ajouter le poisson et laisser cuire.	• Filet de morue au lait.
À la vapeur	
Déposer la papillote dans une casserole contenant un fond d'eau. Cuire avec un couvercle. Vous pouvez aussi la faire cuire entre deux assiettes déposées sur une casserole d'eau bouillante.	• Papillote de sole aux petits • légumes. • Choucroute au saumon.
À la poêle ou à la cocotte antiadhésive	
Faire chauffer la poêle. Puis faire griller le poisson, et assaisonner.	• Saumon grillé à l'unilatéral. • Filet de flétan aux légumes.

Comment bien cuisiner les œufs sans matière grasse

Techniques	Recettes à base d'œufs
Au four	
Déposer les œufs dans un ramequin. Assaisonner, et enfourner dans un four préchauffé.	• Œufs cocotte à la ciboulette.
Au micro-ondes	
Déposer les œufs dans un ramequin. Assaisonner, et cuire quelques minutes (surveiller la cuisson).	• Œufs cocotte[1] au jambon.
À l'eau	
Faire bouillir de l'eau avec du vinaigre. Plonger les œufs avec leur coquille (œufs durs) ou sans leur coquille (œufs pochés).	• Œufs pochés. • Œufs durs farcis.
À la vapeur	
Déposer les œufs sur une assiette. Assaisonner. Puis couvrir avec une autre assiette et faire cuire sur une casserole remplie d'eau frémissante.	• Œufs sur le plat (cuits entre deux assiettes).
À la poêle ou à la cocotte antiadhésive	
Bien faire chauffer la poêle. Ajouter alors les œufs, et éventuellement les légumes. Assaisonner.	• Œufs brouillés aux 4 épices. • Brouillade aux crevettes. • Omelette à la tomate.

1. Une tranche de jambon pour trois œufs.

Bien utiliser les bouillons de viande ou de légumes, et les fumets de poisson

Les bouillons cubes et les fumets de poisson sont des mélanges aromatiques qui contiennent en général un exhausteur de goût, de l'oignon, des arômes, des épices et aromates, et des matières grasses végétales et/ou animales avec, respectivement, un mélange de légumes pour les bouillons de légumes et du poisson pour les fumets de poisson. Ils peuvent servir à la cuisson des légumes, des viandes, des poissons, et constituer une base dans de nombreuses sauces.

Mode d'emploi : il est conseillé d'ajouter, pour la cuisson des légumes, des pâtes ou du riz, un cube de 10 g par demi-litre de liquide de cuisson ; et d'ajouter pour la confection d'une sauce un cube de 10 g par quart de litre. En ce qui concerne le fumet, une cuillère à café par personne est à délayer dans 100 ml de liquide.

Selon les marques (Knorr, Maggi ou Amora), ils apportent des quantités très variables de lipides :

- Les bouillons de poule ou de volaille (Knorr) apportent en général 2,8 g de lipides par tablette de 10 g, soit l'équivalent d'1/3 de cuillère à soupe d'huile.
- Certains bouillons de légumes sont paradoxalement plus gras et contiennent jusqu'à l'équivalent des 2/3 d'une cuillère à soupe d'huile (bouillons de légumes Maggi, Secret d'arômes Knorr).
- Les moins gras, et donc les plus recommandés dans le cadre de votre projet minceur, sont les cubes de bouillons de poule dégraissés (Amora), les cubes de pot-au-feu dégraissé (Amora) et le court-bouillon en poudre (Maggi).

J'aime la cuisine végétarienne

Les végétariens ont une alimentation à dominante végétale (légumes secs, aliments d'origine céréalière, soja, fruits et légumes), mais ils accueillent sur leur table certains aliments sélectionnés issus du règne animal. Si tel est votre cas, le régime « pleine forme » devrait vous plaire en raison de la large place accordée aux légumes, féculents et pain complet. Le régime « grande vitesse » est lui aussi envisageable, si vous n'excluez pas tous les aliments d'origine animale.

- Si vous n'excluez que la viande de vos menus, vous la remplacerez par le poisson, les œufs ou les produits laitiers ainsi que par les volailles pour ceux qui se contentent de rejeter la viande rouge.
- Si vous excluez tout aliment issu d'une chair animale et que vous ne mangiez ni viande, ni volaille, ni poisson, il est impératif que chacun de vos repas comporte des œufs ou des produits laitiers. Par ailleurs, attachez une attention particulière au fer (voir page 164) et au choix de votre huile : comme vous vous privez des graisses oméga-3 (voir page 44) contenues dans les poissons gras, privilégiez les huiles de colza et de noix, elles aussi riches en oméga-3.

Lorsque vous en avez envie, remplacez les laitages prévus dans les régimes « à grande vitesse » et « pleine forme » par

Végétaliens : attention aux carences

Si vous êtes un végétalien pur et dur et que vous excluez tout aliment d'origine animale, je vous conseille de ne suivre ni le régime « grande vitesse » ni le régime « pleine forme ». En raison du risque de carences lié au régime végétalien, il est indispensable, si vous souhaitez maigrir, que votre régime amaigrissant soit élaboré par un professionnel, médecin ou diététicien, en fonction de vos choix alimentaires.

leurs équivalents issus du soja. Vous pouvez aussi vous confectionner de temps en temps un déjeuner ou un dîner ne comprenant que des aliments d'origine végétale, par exemple :

• Remplacer la viande par du tofu (160 g de tofu apportent à peu près autant de protéines que 100 g de viande).

• Bâtir votre plat complet du régime « pleine forme » sur l'association d'un légume sec et d'un aliment d'origine céréalière : ces deux familles d'aliments se complètent bien, et leur mélange aboutit à une qualité de protéines voisine de celle de la viande ou du poisson. Diverses traditions culinaires ont été bâties sur de telles associations : semoule de couscous et pois chiches au Maghreb ; riz et lentilles en Inde ; maïs et haricots rouges en Amérique du Sud. Pour une qualité protéique idéale, vous y mettrez deux fois plus d'aliments d'origine céréalière que de légumes secs (ou de tofu issu du soja).

Pour votre équilibre, je vous recommande à l'autre repas de la journée d'accueillir, selon vos choix « végétariens », de la volaille, du poisson ou des œufs.

Savoir utiliser les aliments à base de soja

Le soja est réputé riche en protéines végétales. Pourtant, les pousses de soja vendues en conserve au rayon des produits exotiques ou au rayon frais sont pauvres en protéines : ces pousses sont en réalité issues de la graine « haricot mango », alors que le soja « riche en protéines » est, lui, issu de la graine « glycine max ». À partir de cette dernière sont alors élaborés toutes sortes de produits dérivés :

• Les boissons à base de soja, nature ou aromatisées : le « tonyu » (ou lait de soja) peut remplacer le lait de vache car il est aussi riche en protéines. Attention toutefois à choisir la gamme « enrichie en calcium », car le soja en est naturellement pauvre. Évitez les boissons aromatisées (chocolat, vanille, etc.).

• Les crèmes desserts au soja ainsi que les « yaourts » au soja, censés remplacer les desserts lactés au lait de vache. Lorsqu'ils sont aromatisés, ils sont souvent trop riches en sucre si vous souhaitez maigrir vite.

• Le tofu, obtenu par caillage du tonyu. C'est sa version solide, à consommer en cubes revenus à la poêle ou mixé dans des préparations culinaires (légumes farcis, terrines, etc.). Riche en protéines végétales, le tofu remplace la viande ou le poisson dans les menus végétariens. Il s'harmonise bien avec un mélange de légumes (dans le régime « grande vitesse ») et avec un mélange de légumes et de féculents (dans le régime « pleine forme »), coupé en dés ou en lamelles et agrémenté d'herbes aromatiques.

• Les produits transformés à base de tofu : galettes de soja, saucisses de soja, aromatisés au fromage, légumes, céréales : riches en glucides et en protéines, ils ont leur place au sein du plat complet (voir page 98) du régime « pleine forme » ; associez-y alors un mélange de légumes et, en fonction de votre faim, quelques cuillères de boulghour et de couscous, ou encore 2-3 tranches de pain complet.

• La crème fraîche à base de soja (par exemple, « soya cuisine » chez Alpro). Cette préparation végétale se cuisine comme l'authentique crème fraîche ; 60 g de cette « crème végétale » (environ quatre cuillères à soupe rases) sont l'équivalent d'une cuillère à soupe d'huile.

Je maigris selon mes goûts

Je préfère manger plus à midi que le soir

Si le régime « pleine forme » propose un repas plus copieux le soir qu'à midi, c'est que notre mode de vie et les horaires de travail laissent souvent peu de temps à l'heure du déjeuner, tandis que le dîner s'impose comme un moment familial privilégié.

Si le rythme inverse vous convient mieux, cela ne pose aucun problème : vous prendrez le repas copieux à midi et le repas léger le soir.

Vous pouvez alterner les deux pratiques : certains jours manger plus le soir, d'autres plus à midi. Par exemple, garder en semaine le rythme d'un déjeuner léger et d'un dîner copieux, et inverser le dimanche pour profiter d'un déjeuner dominical en famille.

Je n'apprécie pas du tout cette façon de manger

Aucun régime n'est universel. Que ce soit en raison de votre métabolisme, de vos goûts, de votre culture ou de votre mode de vie, il est possible que les conseils proposés dans cet ouvrage ne vous conviennent pas.

Si tel est le cas, n'insistez pas ; parlez-en à votre médecin, médecin généraliste ou médecin nutritionniste : il cherchera avec vous une solution mieux adaptée à votre cas.

J'aime beaucoup le fromage

Les fromages sont riches en calcium et en protéines, surtout ils sont si savoureux… Néanmoins, pendant les étapes d'amaigrissement, il est souhaitable d'en limiter les quantités, voire de ne plus en manger du tout, car le fromage est également très gras. De plus, pour les vrais amateurs, il est souvent difficile face à un plateau de fromages de se limiter à un petit morceau. C'est pourquoi je vous recommande d'autres laitages (voir page 28) aussi riches en calcium et en protéines mais nettement moins gras.

> Pour les grands amateurs de fromage, les régimes « pleine forme » et « grande vitesse » risquent de paraître bien tristes, car je vous recommande de vous abstenir de ce fleuron de notre gastronomie. Si c'est votre cas, remplacez le laitage du déjeuner *ou* du dîner par une portion de fromage, c'est-à-dire un huitième de camembert ou 30 g d'un autre fromage de votre choix. Si vous êtes perfectionniste, vous ne prendrez alors pas de matière grasse (voir page 48) avec votre plat principal ; ainsi, votre repas ne sera pas plus riche qu'en l'absence de fromage. Vous n'êtes pas « condamné » aux fromages allégés.

Au cours du régime « pleine forme », vous avez deux autres façons de prendre du fromage. D'une part, remplacer la viande par du fromage râpé, emmental ou parmesan (50 g environ, soit 6-7 pincées), lors du repas comprenant le féculent. D'autre

Repas fromage pour les vrais amateurs **À déguster une fois par semaine,** **en remplacement du repas copieux** **du régime « pleine forme »**	
Fromage : ***2 à 4 morceaux de 30 g (soit, pour chacun, la taille d'un huitième de camembert ou d'un demi-crottin de Chavignol)***	Selon vos goûts, vous pouvez prendre plusieurs morceaux du même fromage ou des fromages différents. Choisissez des fromages à 45 % ou 50 % de matière grasse.
3 à 5 tranches de pain complet, pain de seigle, pain aux céréales, etc.	
Une grande salade à votre choix	Par exemple : salade de mâche aux champignons et ciboulette, salade de mâche et de betteraves cuites, salade de haricots verts à l'huile de noisette, salade mesclun aux tomates et haricots verts, salade batavia à la pomme fruit et vinaigrette au citron, salade d'endives aux pommes fruits et huile de noix, salade laitue aux carottes râpées et pomme fruit.
Ne pas dépasser une cuillère à café d'huile pour votre vinaigrette	Pour plus de saveur, utilisez de l'huile de noix, de l'huile de noisette ou de l'huile d'olive.
Un ou deux verres de vin *(facultatif)*	
Un fruit ou une salade de fruits ou deux boules de sorbet *(facultatif)*	

part, prévoir une fois par semaine, un « repas fromages », centré autour de vos fromages préférés ; ce repas remplacera alors le repas copieux (avec féculents) proposé pour votre déjeuner ou votre dîner.

J'aime beaucoup la charcuterie

Si vous avez l'habitude de manger de la charcuterie, vous serez sans doute déçu de vous limiter au jambon cuit. C'est la seule charcuterie que je vous recommande, car c'est la seule qui soit suffisamment riche en protéines et pauvre en matières grasses pour pouvoir remplacer la viande de votre régime.

Deux éléments devraient vous rassurer :

- il est probable qu'après avoir habitué votre organisme à une cuisine moins grasse, vous vous passiez facilement de charcuterie : vous en aurez moins envie, comme si vous aviez plus de mal à digérer les aliments ou les plats gras ;
- après avoir maigri, dans la phase de stabilisation, vous pourrez renouer de temps en temps avec la charcuterie traditionnelle.

Si, malgré ces bons conseils, la charcuterie continue à vous manquer, prenez une fois par semaine une fine tranche de pâté ou deux-trois rondelles de saucisson en entrée, si possible avec des crudités ou une salade assaisonnée sans huile. Par ailleurs, au cours du régime « pleine forme », octroyez-vous un « repas charcuterie » par semaine (comme pour les amateurs de fromages) qui remplacera votre repas copieux. Vous trouverez quelques exemples dans le tableau suivant.

<table>
<tr><th colspan="2">Repas charcuterie pour les vrais amateurs
À déguster une fois par semaine,
en remplacement du repas copieux
du régime « pleine forme »</th></tr>
<tr><td>1 tranche de jambon blanc ou 3 petites tranches de bacon fumé
+
1 à 3 parts de charcuterie plus grasse</td><td>Une portion =
2 ou 3 fines rondelles de saucisson sec ou de salami (15 à 20 g)
ou 1 tranche de pâté (30 à 40 g)
ou 1 tranche de jambon cru (50 g)
ou 3 tranches de chorizo (15 à 20 g)
ou une fine tranche de foie gras
ou de rillettes (15 g)
ou une tranche de fromage de tête (50 g).</td></tr>
<tr><td colspan="2">3 à 5 tranches de pain complet, pain de seigle, pain aux céréales, etc.</td></tr>
<tr><td>Une grande salade à votre choix</td><td>Par exemple,
salade de mâche aux champignons et ciboulette,
salade de mâche et de betteraves cuites,
salade de haricots verts à l'huile de noisette,
salade mesclun aux tomates et haricots verts,
salade batavia, pomme fruit et vinaigrette au citron,
salade d'endives, pommes fruits et huile de noix,
salade laitue aux carottes râpées et pomme fruit.</td></tr>
<tr><td>Ne pas dépasser une cuillère à café d'huile pour votre vinaigrette</td><td>Pour plus de saveur, utilisez de l'huile de noix, de l'huile de noisette ou de l'huile d'olive.</td></tr>
<tr><td colspan="2">Un ou deux verres de vin
(facultatif)</td></tr>
<tr><td colspan="2">Un fruit ou une salade de fruits ou deux boules de sorbet
(facultatif)</td></tr>
</table>

J'aime beaucoup le pain

Au cours de l'option « grande vitesse », je vous invite à remplacer au petit déjeuner vos tartines habituelles par des aliments riches en protéines (voir page 27) ; puis, au déjeuner comme au dîner, je vous recommande de vous passer du pain comme des féculents.

Si vous êtes très amateur de pain et que cette absence vous paraisse bien triste, prenez-en au petit déjeuner (voir page 38), mais évitez-le pendant la journée ou… choisissez de maigrir un peu plus lentement avec le régime « pleine forme ».

Faut-il choisir un pain plutôt qu'un autre ?

Le pain complet, le pain de seigle, le pain aux céréales, le pain au son ou le pain intégral sont issus d'une farine qui n'a subi qu'un raffinage partiel, ce qui explique leur couleur foncée ; ils conservent une partie des éléments provenant de l'enveloppe de la céréale, riche en minéraux, en vitamines et surtout en fibres. C'est pourquoi ils calment mieux l'appétit que les pains blancs, comme la baguette ou le pain de campagne et sont donc à privilégier dans le cadre de votre régime.

S'il vous est difficile de manger autre chose que du pain blanc, choisissez une baguette ou un pain de campagne pétris de façon traditionnelle, si possible au levain, de manière à ce que vous mettiez du temps à le mastiquer : un tel pain vous calera mieux que bon nombre de baguettes modernes, trop blanches et qui ont surtout tendance à fondre dans la bouche sans même que l'on ait besoin de les mâcher. Par ailleurs, lorsque vous prenez du pain blanc, il est particulièrement important que votre repas vous fournisse un aliment riche en fibres : un fruit au petit déjeuner, un légume au déjeuner et au dîner.

Au cours du régime « pleine forme », vous dégusterez vos tartines au petit déjeuner, mais il est prévu que vous évitiez le pain aux repas suivants (voir page 97). Néanmoins, si le pain vous manque vraiment, remplacez, quand vous en aurez envie, les féculents prévus au déjeuner ou au dîner par du pain. Je vous conseille d'en contrôler les quantités, car on risque plus facilement de dépasser ses besoins en énergie avec le pain qu'avec les féculents. Hormis celui du petit déjeuner, vous prendrez pour la journée environ 80 g de pain à la place des féculents, soit 4 fines tranches de pain ou encore un tiers de baguette (voir encadré précédent pour le choix du pain) ; à vous de choisir comment les répartir entre votre déjeuner et votre dîner.

Biscottes, galettes de riz ou Cracottes : des faux amis pour votre ligne

Les biscottes, les galettes de riz ou les Cracottes ont une connotation « minceur » quelque peu usurpée. Volumineuses et très « aérées », elles donnent une sensation de légèreté, alors qu'elles apportent à poids égal plus de calories que le pain. De plus, leurs glucides, rapidement assimilés par l'organisme, les rendent peu rassasiantes. Lors du régime « pleine forme » puis de la stabilisation, appréciez donc le vrai pain de boulangerie, plutôt que ces produits de panification industrielle.

Je suis très amateur de sucré

L'attirance pour le sucré est innée, et le sucre a bien des avantages pour l'équilibre nutritionnel : outre son aspect plaisir, il facilite la consommation d'autres aliments riches en nutriments essentiels comme le yaourt, le fromage blanc ou encore les fruits.

Ses effets sur le poids dépendent en grande partie de la façon dont il est consommé. La consommation de boissons sucrées, pendant ou entre les repas, ainsi que celle d'aliments sucrés tout au long de la journée (le fameux grignotage) est incontestablement l'un des vecteurs de l'obésité. En revanche, en fin de repas, le dessert sucré a sa place dans un repas équilibré, si tant est de ne pas prendre systématiquement un dessert gras comme le sont certaines pâtisseries ; le morceau de chocolat avec le café du déjeuner, la confiture sur les tartines ou encore les biscuits à l'heure du goûter ne posent pas non plus de problème lorsqu'on est mince et qu'on souhaite le rester.

Néanmoins, si vous souhaitez maigrir, il vous faudra réduire votre consommation d'aliments sucrés afin de faciliter la combustion de vos graisses. Si vous avez du mal à vous en passer, diverses solutions existent.

Quel que soit le régime choisi, plusieurs solutions s'offrent à vous :

• Terminez votre repas par un yaourt aux fruits à 0 % MG et/ou par un fruit frais et les agrémenter, si vous en avez envie, par un édulcorant (voir pages 34 et 35).

• Mettez un édulcorant dans votre thé ou votre café, ou buvez un soda édulcoré en milieu d'après-midi.

• Faites, à l'heure du déjeuner ou du dîner, un repas à base de laitages et de fruits ; par exemple, un ou deux fruits avec trois ou quatre laitages. Pour être calé au mieux, je vous conseille de prendre un potage de légumes pour commencer ce repas ; et pour votre équilibre, je vous conseille de ne pas faire ce type de repas plus d'une fois par jour et donc d'accueillir à l'autre repas de la viande, du poisson ou des œufs avec un plat de légumes.

À l'occasion du régime « à grande vitesse », certaines personnes voient leur attirance pour les aliments sucrés augmenter, elles ont du mal alors à ne pas grignoter sucré au cours de la journée. Si tel est votre cas, cela signifie sans doute que votre organisme a besoin de glucides pour bien fonctionner, et qu'il supporte mal leur absence. Dans ce cas, passez au régime « pleine forme ». En effet, lors du régime « pleine forme », le fait de manger à volonté des aliments riches en glucides lents le matin (grâce au pain) et le soir (grâce aux féculents) « anesthésie » souvent les envies de sucre : même si vous étiez un fervent adepte d'aliments sucrés en fin de repas et/ou entre les repas, il est probable que vous en ressentiez moins le besoin après une quinzaine de jours.

Si, malgré ces conseils, vous restez « en état de manque », choisissez plutôt des aliments sucrés mais peu gras :
- *deux ou trois fruits secs* (abricots secs, dattes, figues sèches, etc.),
- *deux ou trois biscuits secs* : petits-beurre, biscuits à thé, biscuits à la cuillère, langues de chat, biscuits à la confiture ou encore une ou deux tranches de pain d'épice,
- *un yaourt agrémenté de confiture* (essayez la confiture de myrtilles sauvages, c'est délicieux !) ou de *miel* (les miels liquides d'acacia ou de sapin sont des « musts »),
- *un verre de lait sucré* au sucre roux ou au miel,
- *deux boules de sorbet.*

Douceurs, mode d'emploi

Pour que ces douceurs ralentissent peu votre amaigrissement, il est préférable de les consommer :

- Soit en fin de repas, à l'heure du dessert.
- Soit en fin de soirée, par exemple en regardant la télévision ou en lisant.
- Soit à l'occasion d'une collation entre les repas ; dans ce cas, essayez de prendre un fruit frais avec vos biscuits, vos fruits secs ou encore votre morceau de chocolat. Ainsi, leurs calories seront « diluées » et votre appétit mieux contrôlé : vous mangerez automatiquement moins lors du repas suivant.

J'aime le chocolat

Outre sa saveur appréciée par tous (ou presque), le chocolat se caractérise par sa richesse en matières grasses et sa forte concentration calorique (un petit carré de 10 g apporte déjà près de 60 calories). De ce fait, l'excès favorise la prise de poids, mais, avantage non négligeable, vous êtes nombreux (et encore plus nombreuses) à vous sentir mieux après en avoir mangé.

Le chocolat ne fait pas partie des aliments que je vous conseille pour maigrir. Cependant, lorsque vous en avez très envie, prenez un morceau, appréciez-le sans culpabilité et utilisez les conseils ci-dessous pour éviter que votre poids ne s'en ressente.

> **Chocolat :**
> ***Comment limiter consommation et prise de poids sans (trop) gâcher le plaisir***
>
> *Établir des rites*
>
> Dégustez un morceau à la fin du déjeuner ou après le dîner, mais ne terminez pas une tablette en un après-midi.
>
> *Prolonger le plaisir*
>
> Plutôt que d'engloutir une tablette sans réel plaisir, laissez fondre un carré dans votre bouche.
>
> *Associer pain et chocolat*
>
> Plutôt que trois barres de chocolat, prenez-en une, mais entourée de deux tranches de pain complet.
>
> *Comprendre les effets du chocolat : il vous relaxe car il est source de plaisir*
>
> Choisissez alors des aliments « plaisir » de substitution, moins gras et/ou moins denses en calories : fraises, framboises, pêches, fruits secs, etc.

➤ *Chocolat noir ou chocolat au lait ?*

Le chocolat au lait contient plus de calcium, le chocolat noir plus de magnésium, mais, contrairement au bruit qui court, le chocolat noir est aussi riche en graisses et en calories et il ne fait pas moins grossir que le chocolat au lait. Pour choisir, laissez parler vos goûts.

➤ *Les desserts au chocolat*

La comparaison offre des surprises : un petit pot de Danette, pourtant à la crème fraîche, n'apporte pas plus de matières

Une tablette moyenne de chocolat (100 g) vous apporte		
	Chocolat noir	**Chocolat au lait**
Calories	520-560	520-560
Protéines (g)	4	7
Glucides (g)	58	56
Lipides (g)	30-35	30-35
Calcium (mg)	70	220
Magnésium (mg)	120	70

grasses qu'un yaourt au lait entier. Il est, par ailleurs, nettement moins calorique que les crèmes aux œufs, les mousses et les viennois, à l'apparence légère fort trompeuse. En revanche, si vous optez pour une boisson chocolatée, évitez la Danette à boire, la moins favorable à votre projet de perdre du poids.

Parmi les glaces, certaines (bâtonnets, chocolat liégeois, petits cônes) sont préférables.

Soyez conscient des limites des desserts allégés au chocolat. Ils ont certes peu de matières grasses, mais conservent le plus souvent une quantité de sucre importante, voire même supérieure à leurs homologues non allégés : par exemple la Danette Taillefine (Danone) au chocolat. Les conseils cités plus haut s'appliquent donc aussi à ce type de desserts.

Valeur nutritionnelle de certains desserts au chocolat				
	Protéines (g)	Lipides (g)	Glucides (g)	Calories
CRÈMES DESSERTS				
Danette Taillefine (1 pot)	3,4	0,7	15,8	83
Danette (1 pot)	2,8	3,3	13,7	96
Chocolat à croquer 20 g (soit 2 carrés)	1	6,5	11,1	107
Flan chocolat Alsa 141 g = 1/4 sachet	4,5	2	17,5	118
Viennois (110 g)	2,8	6	25	165
Crème Mont Blanc 125 g = 1/4 boîte	4,5	4	25	173
Mousse chocolat Alsa 100 g = 1/3 sachet	5	6	25	179
Mousse chocolat en pot (100 g)	6,7	6	32	209
BOISSONS				
Chocolat chaud distribut. 15 cl	6	–	15	88
Chocolat chaud maison 15 cl	6	2	15	112
Lait Candy chocolaté 20 cl	4,5	2	20	119
Chocolat chaud 25 cl	9	–	27,5	159
Soja drink Alpro 25 cl	10	10	22,5	178
Boisson soja Bjorg 25 cl	10	10	30	201
Danette à boire 20 cl	6	8	47,5	289

GLACES				
Bâtonnet chocolat 90 ml	4,6	3,5	19	126
P'tit cône Max vanil choc 70 ml	6	4	17,5	130
Esquimau Miko 60 ml	4,7	8	10	131
Chocolat liégeois 125 ml	5,3	5,3	20	149
Carte d'Or chocolat 150 ml	8,2	8	22,5	195
Chocolat liégeois Miko	3,4	8,5	28,9	206
Royal cône 125 ml	4,7	8	35	231
Sundae McDo 178 g	9	18	35	309
Esquimau Magnum 120 ml	4,5	21,3	27,5	320

Les deux desserts au chocolat les moins gras et les moins énergétiques sont la crème Danette (1 pot) et le flan Alsa (1/4 de sachet reconstitué). Ils peuvent constituer un dessert pour les accros au chocolat dans le régime « pleine forme ». Toutefois, dans le cadre de l'étape « à grande vitesse », mieux vaut se préparer sa propre crème.

Crème au chocolat légère (4 personnes)

250 ml de lait écrémé
2 œufs entiers
2 cuillères à soupe de cacao non sucré (Van Houten, etc.)
Édulcorant en poudre
Mélanger le cacao avec le lait. Faire bouillir l'ensemble.
Battre les œufs au fouet puis incorporer lentement le lait chocolaté bouillant.
Mettre ce mélange sur feu doux et laisser épaissir tout en remuant (mais sans la faire bouillir).
Quand la crème nappe la cuillère, retirer du feu et sucrer à votre convenance avec l'édulcorant en poudre. Servir bien frais.

SIXIÈME PARTIE

Pratiques et gourmandes : mes nouvelles recettes

Parce que, en France comme dans de nombreux pays, tout finit et parfois tout commence autour d'un bon repas, ce livre se devait de vous proposer des recettes innovantes. Certaines sont des adaptations légères de plats traditionnels ou de recettes du terroir, d'autres font appel à la « world food », mais toutes sont gourmandes, pour vous aider à perdre vos kilos sans négliger les plaisirs de la table. Savoureusement vôtre…

Certaines de ces recettes incorporent une matière grasse (de l'huile, du beurre ou de la crème), mais la plupart n'en nécessitent pas. Vous pouvez dans ce dernier cas utiliser la portion de matière grasse proposée par repas (l'équivalent de 10 g d'huile, voir page 48) :

– Soit pour cuisiner votre plat de viande, volaille ou poisson, en suivant ou non notre suggestion.

– Soit en accompagnement de vos légumes ou d'un éventuel féculent : par exemple une cuillère à soupe d'huile d'olive avec une poêlée de légumes, une cuillère à soupe de crème fraîche avec vos épinards, une noix de beurre sur vos courgettes ou vos pommes de terre, etc.

– Soit la réserver pour agrémenter l'entrée,

– Soit ne pas prendre du tout de matière grasse à ce repas, pour compenser un éventuel repas copieux la veille ou encore accélérer votre perte de poids.

Bien utiliser la Maïzena

La Maïzena doit toujours être délayée dans un peu de liquide froid (eau, lait, bouillon) avant d'être ajoutée dans une sauce chaude, sinon elle se transforme en grumeaux. Puis il faut la faire épaissir sur feu doux. Elle cuit rapidement, en quelques minutes, voire quelques secondes selon les quantités utilisées. Pour obtenir une sauce onctueuse, utilisez 20 g (soit une cuillère à soupe) pour 1/2 litre de liquide.

Comment enlever la peau et les pépins des tomates

La peau et les pépins des tomates sont riches en fibres et en vitamines, mais certaines recettes sont plus savoureuses sans. Si tel est votre goût, voici comment vous y prendre.

Enlevez le pédoncule de la tomate avec un couteau pointu, et marquez une croix sur sa base. Plongez-la dans une casserole d'eau frémissante pendant une minute. Quand la peau commence à se détacher, retirez la tomate, égouttez-la et plongez-la dans de l'eau bien froide pour arrêter la cuisson. Laissez refroidir, puis enlevez délicatement la peau.

Vous pouvez ensuite concasser les tomates mondées : coupez chaque tomate en deux, pressez chaque moitié pour en extraire les pépins, puis coupez grossièrement les tomates en dés avec un grand couteau de cuisine. Cette concassée sert de base aux coulis et aux sauces tomates.

Si vous manquez de temps, vous pouvez aussi aller au plus rapide et utiliser des tomates entières pelées en conserve. Cette solution est un peu moins savoureuse mais donne aussi de bons résultats.

Les entrées froides

À partir du moment où votre plat principal est équilibré, l'entrée est possible mais non indispensable : à vous de choisir en fonction de l'occasion, de votre appétit du moment et de votre disponibilité à cuisiner.

Chacune de nos entrées peut être consommée tant dans la phase « rapide » que dans celle « pleine forme » de votre parcours. En offrant la part belle aux légumes, elles constituent toutes des concentrés de santé.

> Certaines de ces recettes incorporent, pour 4 personnes, 2 cuillères à soupe d'huile ou 4 de crème fraîche, soit une demi-portion de matière grasse (voir page 48). Vous avez alors le choix d'utiliser une autre demi-portion dans les autres plats du repas, soit une noisette de beurre (5 g) ou une cuillère à café d'huile ou une cuillère à soupe rase de crème fraîche entière (15 g) ou deux cuillères à soupe rases de crème fraîche allégée (30 g).

Pour celles qui comportent volaille ou poisson, vous pouvez en réduire d'autant les portions dans le plat principal. Ces entrées peuvent même constituer un plat principal, soit en les panachant (par exemple, une part de salade au poulet et une de salade au saumon fumé), soit en majorant les portions d'une recette unique ; dans les deux cas, vous veillerez à disposer de suffisamment de protéines pour votre repas (soit, pour une personne, au moins 100 g de volaille ou de poisson).

Caviar d'aubergine (4 personnes)

2 aubergines
1 tomate
1 gousse d'ail
1 bouquet de coriandre fraîche
Sel, poivre

Préchauffer le four th. 8. Cuire les aubergines entières sur la grille du four pendant environ 45 min. Les retirer quand la peau noircit, prélever la pulpe et la mixer avec les gousses d'ail, la tomate pelée et concassée et la coriandre fraîche. Saler et poivrer. Servir accompagné de rondelles de tomates.

• Sous cette forme, ce plat ne contient pas de matière grasse. Vous pouvez choisir d'y incorporer 2 cuillères à soupe d'huile d'olive (pour 4 personnes), mais vous réduirez alors d'autant les matières grasses du plat principal (voir encadré page 267).

Salade landaise (4 personnes)

1 salade feuille de chêne
150 g de champignons de Paris
350 g de haricots verts cuits
150 g de dés de canard fumés
1 citron
vinaigrette : le jus d'un citron, 2 cuillères à soupe d'huile d'olive, ciboulette, poivre.

Laver et effeuiller la salade. Après les avoir lavés et en avoir coupé les bouts terreux, couper les champignons en lamelles puis les arroser de quelques gouttes de citron afin qu'ils ne noircissent pas. Faire revenir les dés de canard fumés dans une poêle à revêtement antiadhésif. Servir la salade parsemée de lamelles de champignons, de haricots verts et de dés de canard tièdes, le tout arrosé de vinaigrette.

• Ce plat contient une demi-portion de matière grasse par personne (voir encadré page 267).

Salade au poulet (4 personnes)

1 batavia
200 g d'épinards frais
200 g de champignons de Paris
200 g de blanc de poulet
60 g de filets de bacon fumé
1 citron
vinaigrette : 1 cuillère à soupe de vinaigre, 2 cuillères à soupe d'huile de noix, ciboulette, poivre.

Laver et effeuiller la salade. Laver et ôter les nervures des épinards. Après les avoir lavés et en avoir coupé les bouts terreux, couper les champignons en lamelles puis les arroser de quelques gouttes de citron afin qu'ils ne noircissent pas. Couper le poulet et les filets de bacon en lanières. Mélanger les ingrédients en disposant le poulet et le bacon sur le dessus de la salade ; arroser de sauce vinaigrette.

• Ce plat contient une demi-portion de matière grasse par personne (voir encadré page 267).

Salade au saumon fumé (4 personnes)

1 laitue
150 g de saumon fumé
1 botte de radis
200 g de haricots verts cuits
vinaigrette : 1 cuillère à soupe de vinaigre, 2 cuillères à soupe d'huile d'olive, aneth, poivre.

Laver et effeuiller la salade. Couper le saumon fumé en lanières. Laver et couper en rondelles les radis. Mélanger la salade, le saumon, les haricots verts, les radis et arroser de sauce vinaigrette.

• Ce plat contient une demi-portion de matière grasse par personne (voir encadré page 267).

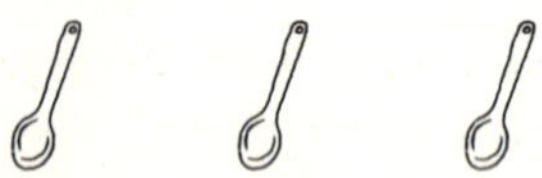

Salade de hareng (4 personnes)

1 mesclun
150 g de filets de hareng fumé
2 pommes
1 endive
1 citron
vinaigrette : 1 cuillère à soupe de vinaigre, 2 cuillères à soupe d'huile de colza, poivre.

Laver la salade. Couper les filets de hareng en petits cubes. Couper la pomme en fines tranches et les citronner. Laver et couper l'endive en quatre puis dans la longueur (pour obtenir des petits carrés). Mélanger les ingrédients et arroser de sauce vinaigrette.

• Ce plat contient une demi-portion de matière grasse par personne (voir encadré page 267).

Les soupes glacées

Soupe glacée au concombre et à la tomate (4 personnes)

2 concombres
3 tomates
3 yaourts nature ordinaires ou à 0 % de matière grasse
15 feuilles de menthe fraîche
Sel, poivre

Peler les concombres, les couper dans la longueur et ôter les graines avec une cuillère. Puis les mixer, ajouter les yaourts et la menthe hachée, assaisonner et mettre au réfrigérateur. Monder les tomates (enlever leur peau) : ôter leur pédoncule, les plonger une minute dans de l'eau bouillante ; quand la peau commence à se décoller, retirer les tomates et les plonger dans de l'eau fraîche pour les refroidir ; enlever la peau, les couper en deux et les presser pour extraire les pépins. Les couper en petits dés, et ajouter au concombre au moment de servir.

Soupe glacée à la tomate et au basilic (2 personnes)

6 tomates
10 feuilles de basilic
5 feuilles de menthe
Sel, poivre

Monder les tomates : enlever leur pédoncule, les plonger une minute dans de l'eau bouillante ; quand la peau commence à se décoller, retirer les tomates et les plonger dans de l'eau fraîche pour les refroidir ; enlever la peau, les couper en deux et les presser pour extraire les pépins. Les mixer avec les herbes fraîches, assaisonner et servir très frais.

Soupe glacée au melon (2 personnes)

1 beau melon
100 g de fromage blanc à 0 % de matière grasse
1 cuillère à soupe de porto
10 feuilles de menthe fraîche
Sel, poivre

Couper le melon en deux, ôter les pépins et prélever la chair. Mixer la chair de melon avec la menthe fraîche et le fromage blanc. Ajouter le porto, assaisonner et servir bien frais.

Les potages chauds

• Ces trois potages chauds ne contiennent pas de matière grasse. Vous pouvez les rendre plus veloutés en y incorporant 4 cuillères à soupe rases – ou 2 bombées – (pour 4 personnes) de crème fraîche classique à 30 % MG, mais alors vous réduirez d'autant les matières grasses du plat principal (voir encadré page 267).

Crème de champignons (4 personnes)

1 litre d'eau
400 g de champignons de Paris
2 cuillères à soupe de Maïzena
200 ml de lait demi-écrémé
Sel, poivre

Laver et éplucher les champignons. Les plonger dans l'eau froide et laisser cuire à couvert pendant environ 30 à 40 minutes. Passer les champignons au moulin à légumes, assaisonner. Délayer la Maïzena dans le lait froid, puis ajouter aux champignons mixés et faire épaissir sur feu doux. Vous pouvez réaliser cette crème de légumes avec du chou-fleur, des épinards, des tomates, des blancs de poireaux, etc.

Crème carottes-céleri (4 personnes)

600 g de carottes
2 branches de céleri
100 g fromage blanc 0 % ou 20 % MG
Poivre

Laver, peler et couper les carottes en rondelles. Laver et couper en rondelles les branches de céleri. Cuire les légumes 25 min dans de l'eau bouillante salée. Puis les mixer avec le fromage blanc, assaisonner et servir chaud.

Crème poireaux-courgettes (4 personnes)

200 g de blancs de poireaux
600 g de courgettes
15 cl de lait demi-écrémé
Sel, poivre

Laver, couper en rondelles et cuire les légumes 30 min à l'eau bouillante salée. Puis mixer avec le lait, saler et poivrer et servir chaud.

Les volailles

Blancs de poulet tandoori (4 personnes)

4 blancs de poulet d'environ 100 g
2 cuillères à soupe de poudre de tandoori
1 yaourt nature
1 citron
2 gousses d'ail
Sel, poivre

Presser le jus du citron. Peler et hacher les gousses d'ail. Mélanger le yaourt avec la poudre de tandoori, le citron, sel et poivre. Enduire les blancs de poulet de cette préparation et laisser mariner 1 heure au réfrigérateur. Préchauffer le four th. 7. Faire cuire les blancs de poulet sous le gril du four pendant 30 min (ou les faire cuire au barbecue ou dans une poêle à revêtement antiadhésif).

Ces blancs de poulet sont particulièrement savoureux dégustés froids.

☞ **Notre proposition :**

Servez ce plat avec un caviar d'aubergine (voir page 268).

• Ce plat ne contient pas de matière grasse. Vous pouvez faire revenir les morceaux de poulet dans 4 cuillères à soupe d'huile d'olive (pour 4 personnes), mais alors vous n'utiliserez pas de matière grasse pour les autres plats du repas.

Notre suggestion de féculent pour le plat complet de l'étape « pleine forme » : le riz se marie particulièrement bien avec la sauce de ce plat.

Poulet aux champignons (4 personnes)

600 g de blancs de poulet
2 tomates
600 g de champignons de Paris
1 citron
1 oignon
2 gousses d'ail
25 cl de bouillon de volaille dégraissé (voir page 243)
Sel, poivre

Couper la viande en cubes et concasser les tomates. Peler et hacher l'oignon et les gousses d'ail. Après les avoir lavés et en avoir coupé les bouts terreux, couper les champignons en lamelles puis les arroser de quelques gouttes de citron afin qu'ils ne noircissent pas. Mettre les champignons dans une cocotte à revêtement antiadhésif. Saler, poivrer, couvrir, et laisser cuire à feu doux jusqu'à ce que les champignons aient perdu leur eau. Puis les égoutter et les réserver.

Faire revenir l'oignon dans une cuillère à soupe d'eau, dans une cocotte à revêtement antiadhésif. Ajouter le poulet, les tomates, les champignons, l'ail, le bouillon de volaille, sel et poivre. Cuire à feu doux à couvert pendant 20 min.

☞ **Notre proposition :**

Ce plat contient déjà des légumes.

• Ce plat ne contient pas de matière grasse. Vous pouvez faire revenir les oignons puis le reste des ingrédients dans 4 cuillères à soupe d'huile (pour 4 personnes), mais alors vous n'utiliserez pas de matière grasse pour les autres plats du repas.

Notre suggestion de féculent pour le plat complet de l'étape « pleine forme » : proposez ce plat avec de la semoule de blé.

Poulet aux deux poivrons (4 personnes)

4 morceaux de poulet (cuisse, haut de cuisse, aile, blanc)
3 poivrons rouges
3 poivrons verts
2 gousses d'ail
25 cl de bouillon de volaille dégraissé (voir page 243)
Thym, laurier
Sel, poivre

Laver et ôter les nervures blanches des poivrons puis couper ces derniers en lanières. Faire revenir les morceaux de poulet sur toutes leurs faces dans une cocotte à revêtement antiadhésif. Saler, poivrer. Ajouter les poivrons, l'ail haché, le thym, le laurier et le bouillon de volaille. Laisser cuire à couvert et à feu doux pendant 45 min.

☞ Notre proposition :

Ce plat contient déjà des légumes.

• Ce plat ne contient pas de matière grasse. Vous pouvez faire revenir les morceaux de poulet dans 4 cuillères à soupe d'huile d'olive (pour 4 personnes), mais alors vous n'utiliserez pas de matière grasse pour les autres plats du repas.

Notre suggestion de féculent pour le plat complet de l'étape « pleine forme » : les pâtes fraîches se marient particulièrement bien avec la sauce de ce plat.

Cuisse de pintade sauce poivre vert (4 personnes)

4 cuisses de pintade (ou à défaut de dinde ou de poulet)
150 g de crème fraîche allégée à 15 % MG
20 cl de bouillon de volaille dégraissé (voir page 243)
10 cl de vin blanc
1 cuillère à soupe de poivre vert
Sel, poivre
15 g de Maïzena

Faire revenir dans une cocotte à revêtement antiadhésif les cuisses de pintade sur toutes leurs faces. Saler et poivrer, couvrir et laisser cuire à feu doux pendant 20 min. Puis verser le vin blanc dans la cocotte ainsi que le bouillon de volaille, le sel et le poivre vert. Couvrir et laisser mijoter 20 min à feu doux. Réserver les cuisses au chaud et confectionner la sauce avec le jus de cuisson : ajouter la crème puis la Maïzena délayée dans un peu d'eau froide. Faire épaissir 1 à 2 min sur feu doux, ajouter les cuisses en les enrobant de sauce.

☞ Notre proposition :

Servez ce plat avec des brocolis cuits à la vapeur.

• Ce plat contient une demi-portion de matière grasse par personne. Vous avez encore le choix d'utiliser une autre demi-portion (voir encadré page 267) dans les autres plats du repas, soit une noisette de beurre (5 g) ou une cuillère à café d'huile ou une cuillère à soupe rase de crème fraîche entière (15 g) ou deux de crème fraîche allégée (30 g).

Notre suggestion de féculent pour le plat complet de l'étape « pleine forme » : les pommes de terre vapeur se marient particulièrement bien avec la sauce de ce plat.

Les viandes blanches

Sauté de veau basquaise (4 personnes)

600 g de veau (épaule)
4 poivrons verts
6 tomates
1 oignon
2 gousses d'ail
2 petits piments de cayenne
1 bouquet de basilic
16 olives noires
Sel, poivre

Laver et couper les tomates en 8. Hacher grossièrement l'oignon et les gousses d'ail. Laver les poivrons, en enlever les nervures blanches puis les couper en gros dés. Couper le veau en gros cubes. Le faire revenir dans une cocotte à revêtement antiadhésif sur toutes ses faces, puis saler et poivrer. Ajouter ensuite l'oignon, l'ail, les poivrons, les tomates et les piments. Cuire à couvert pendant 30 min ; 5 min avant la fin de la cuisson, ajouter les olives et le basilic haché.

☞ **Notre proposition :**

Ce plat contient déjà des légumes.

• Ce plat contient une demi-portion de matière grasse par personne (par la présence d'olives). Vous avez encore le choix d'utiliser une autre demi-portion dans les autres plats du repas, soit une noisette de beurre (5 g) ou une cuillère à café d'huile ou une cuillère à soupe rase de crème fraîche entière (15 g) ou deux de crème fraîche allégée (30 g).

Notre suggestion de féculent pour le plat complet de l'étape « pleine forme » : tentez le blé (boulghour ou Ebly) avec ce plat.

Blanquette de veau (6 personnes)

400 g d'épaule de veau
3 carottes
1 blanc de poireau
350 g de champignons de Paris
1 branche de céleri
1 oignon piqué de clous de girofle
1 citron
1 jaune d'œuf
60 g de Maïzena
Thym, laurier
Sel, poivre

Laver, peler et couper en rondelles les légumes (carottes, poireau, oignon, céleri). Couper la viande en gros cubes. Mettre la viande et les légumes dans une cocotte et couvrir d'eau. Ajouter thym, laurier, l'oignon piqué de clous de girofle, sel, poivre et faire cuire à feu doux pendant une heure.

Laver les champignons puis en enlever le bout terreux. Les couper en 4 ou 8 selon leur taille. Les cuire à couvert à feu doux avec le jus du citron (salés et poivrés) pendant environ 15 min. Réserver.

Égoutter la viande, la réserver au chaud. Filtrer le liquide de cuisson et en conserver 80 cl. Réserver les carottes. Préparer une sauce béchamel légère avec la Maïzena : diluer la Maïzena dans un peu d'eau froide, puis la verser lentement tout en tournant dans le liquide bouillant.

Y ajouter le jaune d'œuf. Puis ajouter à cette sauce la viande, les carottes et les champignons. Rectifier l'assaisonnement.

☞ **Notre proposition :**

Servez ce plat avec des haricots verts cuits à la vapeur.

• Ce plat ne contient pas de matière grasse. Vous pouvez alors choisir de faire une sauce béchamel classique avec 40 g de beurre, 40 g de farine et environ 60 à 80 cl de liquide de cuisson (au lieu d'utiliser la Maïzena), mais alors vous n'utiliserez pas de matière grasse pour les autres plats du repas.

Notre suggestion de féculent pour le plat complet de l'étape « pleine forme » : le riz blanc se marie particulièrement bien avec la sauce de ce plat.

Lapin en cocotte (4 personnes)

4 cuisses de lapin
4 tomates
2 carottes
1 branche de céleri
1 oignon
2 gousses d'ail
120 g de dés de canard fumé
30 cl de bouillon de volaille dégraissé (voir page 243)
10 cl de vin blanc
Sel, poivre

Couper les tomates en quartiers, les carottes en rondelles, le céleri en petits tronçons. Hacher l'oignon et les gousses d'ail. Faire revenir les cuisses de lapin sur toutes leurs faces dans une cocotte à revêtement antiadhésif. Saler, poivrer. Ajouter l'oignon, l'ail, les légumes, les dés de canard, le bouillon de volaille et le vin blanc. Cuire 1 heure à feu doux et à couvert.

☞ **Notre proposition :**

Servez ce plat avec des navets cuits à la vapeur.

• Ce plat ne contient pas de matière grasse. Vous pouvez faire revenir les morceaux de lapin avec 4 cuillères à soupe d'huile d'olive (pour 4 personnes), mais alors vous n'utiliserez pas de matière grasse pour les autres plats du repas.

Notre suggestion de féculent pour le plat complet de l'étape « pleine forme » : les pâtes fraîches se marient particulièrement bien avec le lapin.

Filet de porc mariné aux fruits exotiques (4 personnes)

400 g de filet mignon
Marinade : 1 cuillère à soupe de miel, 2 cuillères à soupe de sauce soja, 2 cuillères à soupe de vinaigre, sel, poivre.

Mélanger les ingrédients de la marinade. Couper la viande en cubes et la faire mariner une journée. Égoutter la viande mais conserver la marinade. Puis faire revenir les cubes de viande sur toutes leurs faces dans une poêle à revêtement antiadhésif pendant 5 min (attention de ne pas les faire brûler), ajouter la marinade et faire réduire à feu doux pendant 10 min.

☞ **Notre proposition :**

Servez ce plat avec des haricots verts et des tranches d'ananas et de mangue grillées.

• Ce plat ne contient pas de matière grasse. Vous pouvez faire revenir les morceaux de porc dans 4 cuillères à soupe d'huile d'olive ou d'arachide (pour 4 personnes), mais alors vous n'utiliserez plus de matière grasse pour les autres plats du repas.

Notre suggestion de féculent pour le plat complet de l'étape « pleine forme » : le riz basmati accompagnera bien ce plat savoureux.

Filet de porc au citron (4 personnes)

600 g de filet de porc
4 citrons
1 petit morceau de gingembre frais
4 gousses d'ail
25 cl de bouillon de volaille dégraissé (voir page 243)
Thym
Sel, poivre

Presser le jus des citrons. Éplucher et couper en lamelles le gingembre. Éplucher et mixer les gousses d'ail.

Faire dorer le filet de porc dans une cocotte à revêtement antiadhésif sur toutes ses faces. Saler et poivrer. Mouiller avec le jus de citron, le bouillon de volaille. Ajouter le gingembre, le thym, l'ail, saler et poivrer. Cuire à feu doux à couvert pendant 1 h 30.

☞ **Notre proposition :**

Servir avec une purée de courgettes : cuire 1 kg de courgettes coupées en rondelles dans de l'eau bouillante salée. Les mixer avec 2 gousses d'ail, 4 cuillères à soupe de crème fraîche allégée à 15 % MG, sel et poivre.

• Ce plat contient une demi-portion de matière grasse par personne (par la présence de crème fraîche dans la purée de courgettes). Vous avez encore le choix d'utiliser une autre demi-portion dans les autres plats du repas, soit une noisette de beurre (5 g) ou une cuillère à café d'huile ou une cuillère à soupe rase de crème fraîche entière (15 g) ou deux de crème fraîche allégée (30 g).

Notre suggestion de féculent pour le plat complet de l'étape « pleine forme » : servez ce plat avec de la semoule de blé.

Porc au chou (4 personnes)

500 g d'échine de porc demi-sel
1 oignon piqué de 10 clous de girofle
Grains de poivre
Baies de genièvre
1 chou (frisé ou vert)
25 cl de vin blanc sec
2 gousses d'ail
150 g de dés de canard fumé
40 g de beurre

Mettre l'échine de porc dans une grande casserole et la couvrir d'eau. Ajouter l'oignon, les grains de poivre et les baies de genièvre. Monter à ébullition et laisser frémir à feu doux pendant 1 h 30.

Pendant ce temps, laver et prélever les feuilles du chou. Les plonger dans de l'eau bouillante salée et les laisser cuire pendant 15 min. Puis les égoutter et les rafraîchir à l'eau froide. Couper ensuite les feuilles de chou en lanières. Faire revenir les lanières de chou avec le beurre. Ajouter ensuite les dés de canard fumé, les gousses d'ail écrasées, le vin blanc, saler et poivrer, couvrir et laisser cuire à feu doux en remuant de temps en temps pendant 30 min.

Servir l'échine coupée en fines tranches sur un lit de chou.

☞ **Notre proposition :**

Ce plat contient déjà des légumes.

• Ce plat contient déjà de la matière grasse (le beurre dans le chou).

Notre suggestion de féculent pour le plat complet de l'étape « pleine forme » : les pommes de terre vapeur se marient particulièrement bien avec le chou.

Les viandes rouges

Chili con carne (4 personnes)

300 g de bœuf à braiser (aiguillette)
600 g de haricots rouges (en boîte)
10 tomates
4 oignons
4 gousses d'ail
2 petits piments
1 petite cuillère à café de paprika
1 cuillère à café de cumin en poudre
1 cuillère à café d'origan
Sel, poivre

Couper les tomates en cubes. Peler et hacher les oignons et les gousses d'ail.

Faire revenir la viande coupée en cubes dans une cocotte à revêtement antiadhésif. Ajouter les oignons, l'ail, le paprika, le piment, le cumin, l'origan, les tomates, les haricots rouges, sel et poivre. Couvrir d'eau. Faire mijoter sur feu doux pendant environ 1 heure à couvert.

Servir avec du Tabasco.

☞ **Notre proposition :**

Ce plat contient déjà des légumes (les tomates).

• Ce plat ne contient pas de matière grasse. Vous pouvez faire revenir les morceaux de bœuf dans 4 cuillères à soupe d'huile d'arachide (pour 4 personnes), mais alors vous n'utiliserez pas de matière grasse pour les autres plats du repas.

En raison de la présence de féculent (les haricots rouges), cette recette n'est pas conseillée dans l'étape « grande vitesse » ; elle est à réserver à l'étape « pleine forme ».

Pot-au-feu (6 personnes)

900 g de bœuf à braiser (paleron, macreuse, jumeau)
1 botte de carottes fanes (500 g)
4 poireaux
5 navets
2 branches de céleri
Thym, laurier
1 oignon piqué de clous de girofle
2,5 litres de bouillon de légumes ou de pot-au-feu dégraissé (en cubes)

Couper la viande en gros cubes. Laver et couper en tronçons les carottes, les poireaux, le céleri. Laver et couper en quatre les navets.

Amener le bouillon de légumes à ébullition. Ajouter l'oignon piqué de clous de girofle, le thym et le laurier, la viande et les légumes. Cuire à feu doux pendant 1 h 30 en écumant régulièrement. Rectifier l'assaisonnement. Servir bien chaud parsemé de persil haché.

☞ **Notre proposition :**

Ce plat contient déjà des légumes.

• Ce plat ne contient pas de matière grasse. Vous pouvez servir les légumes avec une noix de beurre frais par personne (10 g), mais alors vous n'utiliserez pas de matière grasse pour les autres plats du repas.

Notre suggestion de féculent pour le plat complet de l'étape « pleine forme » : les pommes de terre vapeur se marient particulièrement bien avec ce plat d'hiver.

Couscous (8 personnes)

600 à 800 g d'épaule d'agneau désossée
4 courgettes
2 poivrons rouges
2 poivrons verts
4 carottes
4 navets
1 petite boîte de pois chiches
2 petites boîtes de concentré de tomate
Épices : raz el-hanout, épices à couscous
Origan, petits piments égrenés
Sel, poivre
500 g de semoule de blé moyenne
Raisins secs

Faire revenir la viande sur toutes ses faces dans une cocotte à revêtement antiadhésif. Saler et poivrer. Pendant ce temps, laver puis couper les légumes en gros cubes (il faut retirer les nervures blanches à l'intérieur des poivrons). Mettre la viande dans le couscoussier, ajouter les légumes, le concentré de tomate, puis couvrir d'eau. Ajouter les épices, l'origan et les piments à votre convenance. Couvrir et laisser miioter au moins une heure (goûter la sauce pour rectifier l'assaisonnement).

Pendant ce temps, cuire la semoule : la faire gonfler 5 min dans 50 cl d'eau bouillante salée (à couvert) ; 30 min avant la fin de la cuisson de la viande et des légumes, mettre la semoule entourée dans un torchon dans le bac supérieur du couscoussier avec des raisins secs.

☞ **Notre proposition :**

Ce plat contient déjà des légumes.

• Ce plat ne contient pas de matière grasse. Vous pouvez faire revenir les morceaux d'agneau dans 4 cuillères à soupe d'huile d'olive (pour 8 personnes), mais alors vous n'utiliserez pas de matière grasse pour les autres plats du repas.

En raison de la présence d'un féculent (la semoule de blé), cette recette n'est pas conseillée dans l'étape « grande vitesse » ; elle est à réserver à l'étape « pleine forme ».

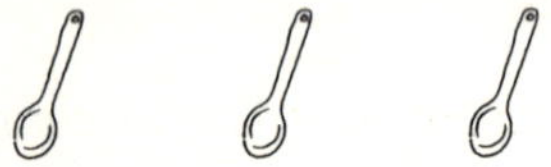

Agneau au curcuma (4 personnes)

600 g d'épaule d'agneau désossée (ou de gigot)
1 yaourt nature
2 oignons
2 gousses d'ail
1 cuillère à soupe de curcuma
4 cosses de cardamome
1 morceau de gingembre frais
1 pincée de piment de cayenne
1 petit citron vert (ou un demi-citron jaune)
25 cl de bouillon de volaille dégraissé (voir page 243)
1 botte de coriandre
Sel, poivre

Prélever les graines de la cardamome. Mixer le gingembre avec les gousses d'ail, les graines de cardamome, le curcuma, le piment, le yaourt et le jus de citron. Saler et poivrer. Couper la viande en cubes et la faire mariner au moins une demi-journée avec le mélange d'épices. Peler et hacher les oignons. Laver et effeuiller la coriandre. Faire revenir la viande dans une cocotte à revêtement antiadhésif, puis ajouter les oignons, le reste de marinade et le bouillon de volaille. Laisser cuire à feu doux pendant 45 min ; 10 min avant la fin de la cuisson, ajouter la coriandre grossièrement hachée.

☞ **Notre proposition :**

Servez ce plat avec un mélange de chou-fleur et de brocolis cuits à la vapeur.

• Ce plat ne contient pas de matière grasse. Vous pouvez faire revenir les morceaux d'agneau dans 4 cuillères à soupe d'huile d'olive (pour 4 personnes), mais alors vous n'utiliserez pas de matière grasse pour les autres plats du repas.

Notre suggestion de féculent pour le plat complet de l'étape « pleine forme » : servez ce plat oriental avec du blé entier.

Les poissons

Filets de flétan aux légumes (4 personnes)

4 filets de flétan de100-150 g
1 oignon
1 bulbe de fenouil
4 tomates
4 courgettes
Sel, poivre
Court-bouillon

Laver et couper les légumes : l'oignon et les courgettes en rondelles, les tomates en quartiers, le fenouil en petits cubes.

Faire revenir l'oignon dans une poêle à revêtement antiadhésif avec un fond d'eau. Puis ajouter les légumes, saler, poivrer, couvrir et laisser cuire 30 min. Pendant ce temps, cuire le flétan au court-bouillon. Servir le poisson sur les légumes.

☞ **Notre proposition :**

Ce plat contient déjà des légumes.

• Ce plat ne contient pas de matière grasse. Vous pouvez faire revenir les légumes dans 4 cuillères à soupe d'huile d'olive ou d'arachide (pour 4 personnes), mais alors vous n'utiliserez pas de matière grasse pour les autres plats du repas.

Notre suggestion de féculent pour le plat complet de l'étape « pleine forme » : la semoule de blé se marie particulièrement bien avec les légumes de ce plat.

Dos de cabillaud rôtis et oignons confits (4 personnes)

4 dos de cabillaud d'environ 200 g
4 oignons
2 petits piments
40 cl de bouillon de volaille (voir page 243)
Sel, poivre

Préchauffer le four th. 6. Mettre le cabillaud dans un plat, saler, poivrer et le cuire au four pendant environ 30 min. Pendant ce temps, couper les oignons en rondelles. Les mettre dans une casserole avec le bouillon de volaille, les piments, sel et poivre et porter à ébullition. Couvrir, baisser le feu et laisser confire pendant environ 45 min. Servir avec les dos de cabillaud.

☞ Notre proposition :

Servez ce plat avec des tomates cuites au four.

• Ce plat contient peu de matière grasse (celle du bouillon de volaille). Vous pouvez faire confire les oignons dans 2 cuillères à soupe d'huile d'olive ou d'arachide (pour 4 personnes) avant d'ajouter le bouillon de volaille, mais alors vous n'utiliserez pas de matière grasse pour les autres plats du repas.

Notre suggestion de féculent pour le plat complet de l'étape « pleine forme » : le riz se marie particulièrement bien avec ce plat.

Noix de saint-jacques à l'orange (4 personnes)

16 à 24 noix de coquilles saint-jacques (environ 400-600 g de chair)
Le jus de deux oranges
15 cl de vin blanc
2 cuillères à soupe de ciboulette ciselée
15 g de Maïzena
Sel, poivre

Amener le mélange jus d'orange-vin blanc (assaisonné avec la ciboulette) à ébullition pendant 3 min. Y faire pocher les noix de coquilles saint-jacques pendant 4 min. Puis égoutter les noix, réserver au chaud. Prélever le jus (environ 25 cl) et le lier avec 15 g de Maïzena (préalablement diluée dans de l'eau froide puis mélangée au liquide bouillant). Napper les noix avec la sauce.

☞ Notre proposition :

Servez ce plat avec une réduction de poireaux (500 g de blancs de poireaux – soit 1 kg de poireaux entiers – réduits dans une cocotte avec un fond d'eau salé, puis crémés avec 100 g de crème fraîche allégée à 15 % MG).

• Ce plat contient une demi-portion de matière grasse par personne (la crème dans les poireaux). Vous avez encore le choix d'utiliser une autre demi-portion dans les autres plats du repas, soit une noisette de beurre (5 g) ou une cuillère à café d'huile ou une cuillère à café de crème fraîche entière (15 g) ou une cuillère à soupe de crème fraîche allégée (30 g).

Notre suggestion de féculent pour le plat complet de l'étape « pleine forme » : le riz blanc se marie particulièrement bien avec la sauce de ce plat.

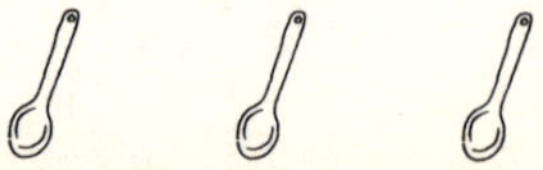

Choucroute au saumon (4 personnes)

1,5 kg de choucroute crue
4 filets de 100 g de dos de saumon
8 grains de genièvre
40 cl de riesling
Sel, poivre

Rincer la choucroute à l'eau courante et la presser entre les mains pour l'essorer. La cuire environ 1 heure à la vapeur avec le grains de genièvre et le riesling. Au bout de 45 min, ajouter le saumon dans le panier à vapeur, saler et poivrer.

☞ **Notre proposition :**

Ce plat contient déjà des légumes.

• Ce plat contient du saumon, un poisson gras. Pourquoi ne pas vous passer de matière grasse pour les autres plats du repas ?

Notre suggestion de féculent pour le plat complet de l'étape « pleine forme » : les pommes de terre vapeur ou cuites au four en robe des champs se marient particulièrement bien avec ce plat.

Filets de sole sauce blanche (4 personnes)

8 filets de sole d'environ 100 g chacun (frais ou surgelés)
2 échalotes
20 cl de fumet de poisson
20 cl de vin blanc
Un citron
25 g de Maïzena

Sel, poivre

Peler les échalotes et les ciseler. Les faire revenir dans une cuillère à soupe d'eau dans une poêle à revêtement antiadhésif. Ajouter le fumet de poisson et le vin blanc, puis les filets de sole. Amener à frémissement, puis laisser cuire 3 à 5 min.

Réserver les filets au chaud et faire réduire le jus de cuisson. Filtrer puis prélever 30 cl de jus. Faire une sauce blanche légère avec la Maïzena. Rectifier l'assaisonnement, arroser d'un filet de citron, et servir avec les filets de sole.

☞ **Notre proposition :**

Servez ce plat avec du fenouil grillé.

• Ce plat ne contient pas de matière grasse. Vous pouvez confectionner une sauce béchamel classique avec 40 g de beurre, 40 g de farine (au lieu de la Maïzena) et 40 cl de liquide de cuisson, mais alors vous n'utiliserez pas de matière grasse pour les autres plats du repas.

Notre suggestion de féculent pour le plat complet de l'étape « pleine forme » : les pommes de terre vapeur se marient particulièrement bien avec la sauce de ce plat.

Les œufs

• Les œufs étant riches en matières grasses, il serait préférable de ne pas utiliser de matière grasse pour les autres plats du repas.

Œufs durs farcis (4 personnes)

8 œufs durs
100 g de jambon blanc
2 cuillères à soupe de ciboulette
100 g de fromage blanc 0 % ou 20 % MG
Sel, poivre

Couper les œufs en deux dans la longueur. Prélever les jaunes et les mixer avec le jambon, la ciboulette, le fromage blanc. Saler et poivrer et farcir les blancs avec une poche à douille.

☞ **Notre proposition :**

Servez ce plat avec une soupe de légumes (voir pages 40 à 41 et pages 271 à 274).

Notre suggestion de féculent pour le plat complet de l'étape « pleine forme » : servez ce plat avec des pommes de terre en robe des champs.

Brouillade aux crevettes (4 personnes)

8 œufs
1 cuillère à soupe de fromage blanc 0 % ou 20 % MG
8 belles crevettes roses
Sel, poivre

Cuire les œufs brouillés dans une casserole à revêtement antiadhésif. Ajouter le fromage blanc, saler et poivrer. Parsemer de ciboulette hachée et servir bien chaud sur un plat entouré de crevettes.

☞ **Notre proposition :**

Servez ce plat avec une ratatouille (voir page 307).

Notre suggestion de féculent pour le plat complet de l'étape « pleine forme » : le blé entier se marie particulièrement bien avec la ratatouille qui accompagne ces œufs brouillés.

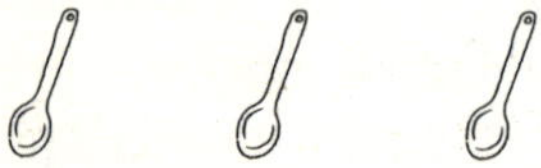

Les plats composés

Les plats composés proposés dans ces pages sont simples de réalisation et légers de contenu, mais ils sont aussi savoureux que les plats traditionnels. Mis à part les deux derniers, ils font appel aux féculents et sont donc à réserver à l'étape « pleine forme ».

Tagliatelles à la carbonara (4 personnes)

200 à 300 g de tagliatelles (poids cru)
150 g de dés de canard fumés
4 belles échalotes
4 cuillères à soupe de vin blanc
120 g de crème fraîche allégée à 15 % MG (4 belles cuillères à soupe)
60 g d'emmental râpé
Sel, poivre

Cuire les tagliatelles dans un grand volume d'eau bouillante salée. Pendant ce temps, éplucher et ciseler les échalotes (les couper en tout petits morceaux). Les faire revenir dans une poêle à revêtement antiadhésif avec un fond d'eau pendant 15 min pour qu'elles soient fondantes. Quand elles sont translucides, ajouter le filet de canard coupé en petits dés. Bien mélanger. Verser le vin blanc et le faire bouillir quelques secondes. Puis ajouter la crème fraîche. Chauffer 2 min, vérifier l'assaisonnement, puis servir avec les tagliatelles et le fromage râpé.

☞ **Notre proposition :**

Servez ce plat avec une salade verte agrémentée d'une sauce au yaourt (voir page 227).

• Ce plat contient déjà de la matière grasse. Vous n'utiliserez donc pas de matière grasse pour les autres plats du repas.

En raison de la présence d'un féculent (les pâtes), cette recette n'est pas conseillée dans l'étape « grande vitesse » ; elle est à réserver à l'étape « pleine forme ».

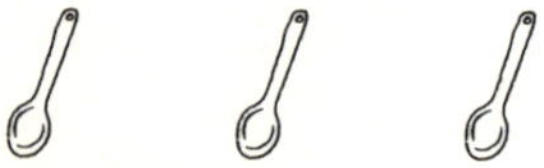

Spaghettis bolognaise (4 personnes)

200 à 300 g de spaghettis (poids cru)
200 g de viande de bœuf hachée à 5 % MG
12 tomates
4 gros oignons
4 gousses d'ail
2 cuillères à soupe d'huile d'olive ou d'arachide
20 cl de vin blanc
Sel, poivre

Faire cuire les spaghettis dans un grand volume d'eau bouillante salée.

Peler et concasser les tomates. Hacher les oignons et les gousses d'ail. Faire revenir dans l'huile les oignons et l'ail avec la viande hachée. Puis, saler et poivrer. Ajouter alors le vin blanc et les tomates. Bien mélanger et chauffer la sauce. Servir avec les pâtes.

☞ **Notre proposition :**

Ce plat contient déjà des légumes (les tomates).

• Ce plat contient une demi-portion de matière grasse par personne. Vous avez le choix d'utiliser une autre demi-portion dans les autres plats du repas, soit une noisette de beurre (5 g) ou une cuillère à café d'huile ou une cuillère à soupe rase de crème fraîche entière (15 g) ou deux de crème fraîche allégée (30 g).

En raison de la présence d'un féculent (les pâtes), cette recette n'est pas conseillée dans l'étape « grande vitesse » ; elle est à réserver à l'étape « pleine forme ».

Croque-monsieur (4 personnes)

8 tranches de pain (Poilâne ou au levain ou aux céréales)
4 tranches de jambon blanc
60 g de gruyère râpé
1 œuf
2 tomates
20 cl de lait écrémé
Sel, poivre

Mélanger le lait avec l'œuf entier. Saler, poivrer. Couper les tomates en rondelles. Prendre une tranche de pain de mie et en imbiber légèrement les deux faces avec le mélange œuf-lait. Poser la tranche sur une assiette, juxtaposer une tranche de jambon, 1/4 du gruyère, 3-4 rondelles de tomates, l'autre tranche de jambon, puis une nouvelle tranche de pain imbibée. Répéter l'opération à l'identique pour confectionner les trois autres croque-monsieur.

Puis faire revenir les deux faces de chaque croque-monsieur dans un appareil à croque-monsieur ou une poêle à revêtement antiadhésif (légèrement huilés puis épongés avec du papier absorbant).

☞ Notre proposition :

Servez ce plat avec une salade verte mélangée à des dés de tomates (prévoir pour la sauce vinaigrette 1 cuillère à café de moutarde, 1 à 2 cuillères à café de vinaigre et 1 cuillères à soupe d'huile).

• Ce plat contient déjà de la matière grasse (le fromage râpé et la sauce de la salade). Vous n'utiliserez donc pas de matière grasse pour les autres plats du repas.

En raison de la présence d'un féculent (le pain), cette recette n'est pas conseillée dans l'étape « grande vitesse » ; elle est à réserver à l'étape « pleine forme ».

Pommes de terre en robe des champs farcies à la ciboulette (4 personnes)

4 à 6 grosses pommes de terre
200 g fromage blanc 0 % ou 20 % MG
2 œufs durs
2 cuillères à café de moutarde
4 cuillères à soupe de ciboulette
Sel, poivre

Faire cuire les pommes de terre entières au four th. 7 pendant environ 45 à 60 min. Pendant ce temps, écraser à la fourchette les œufs durs avec le fromage blanc, la ciboulette, la moutarde. Saler, poivrer. Couper les pommes de terre dans la longueur et les farcir avec la préparation.

☞ Notre proposition :

Servez ce plat avec des courgettes cuites à la vapeur ou une belle salade verte.

• Ce plat ne contient pas de matière grasse. Vous pouvez remplacer le fromage blanc par 4 cuillères à soupe de crème fraîche allégée à 15 % de MG ; il vous restera alors une demi-portion de matière grasse à utiliser où vous le souhaiterez dans votre repas, soit une noisette de beurre (5 g) ou une cuillère à café d'huile ou une cuillère à soupe rase de crème fraîche entière (15 g) ou deux de crème fraîche allégée (30 g).

En raison de la présence d'un féculent (les pommes de terre), cette recette n'est pas conseillée dans l'étape « grande vitesse », elle est à réserver à l'étape « pleine forme ».

Lentilles au canard fumé (4 personnes)

200 à 250 g de lentilles sèches
200 g de dés de canard fumé
1 oignon piqué de clous de girofle
1 carotte
Sel, poivre

Mettre les lentilles dans une casserole avec la carotte coupée en rondelles, l'oignon piqué de clous de girofle et 5 fois leur volume d'eau. Cuire 50 min à feu doux et à couvert. Puis ajouter les dés de canard fumé et cuire encore 5 min. Saler et poivrer.

☞ **Notre proposition :**

Servez ce plat avec des haricots verts.

• Ce plat ne contient pas de matière grasse. Vous pouvez faire revenir au début les lentilles dans 4 cuillères à soupe d'huile d'olive ou d'arachide (pour 4 personnes), mais alors vous n'utiliserez pas de matière grasse pour les autres plats du repas.

En raison de la présence d'un féculent (les lentilles), cette recette n'est pas conseillée dans l'étape « grande vitesse » ; elle est à réserver dans l'étape « pleine forme ».

Tomates farcies (4 personnes)

8 grosses tomates
600 g de bœuf haché
2 petites courgettes
2 œufs
4 échalotes
2 gousses d'ail
Persil haché
Sel, poivre

Couper le chapeau des tomates. Les vider, saler l'intérieur et les retourner sur une grille.

Laver les courgettes. Les mixer avec les échalotes, les gousses d'ail, le persil. Mélanger avec les œufs, le bœuf haché, saler et poivrer.

Farcir les tomates en dôme, recouvrir du chapeau et faire cuire au four th. 7 pendant 30 min.

☞ **Notre proposition :**

Ce plat contient déjà des légumes.

• Ce plat ne contient pas de matière grasse. Vous pouvez napper les tomates avec 4 cuillères à soupe d'huile d'olive (pour 4 personnes) juste avant la cuisson, mais alors vous n'utiliserez pas de matière grasse pour les autres plats du repas.

Notre suggestion de féculent pour le plat complet de l'étape « pleine forme » : servez ce plat avec du riz blanc ou de la semoule de blé.

Gratin de poireaux au jambon (4 personnes)

8 blancs de poireaux
8 tranches de jambon blanc
40 cl de lait demi-écrémé
30 g de Maïzena
60 g d'emmental râpé

Préchauffer le four th. 7. Cuire les blancs de poireaux dans de l'eau bouillante. Faire la sauce béchamel légère avec la Maïzena : diluer la Maïzena dans de l'eau froide, puis la verser tout en mélangeant dans le lait bouillant. Faire épaissir 1 min sur feu doux et assaisonner. Entourer chaque blanc de poireau d'une tranche de jambon, les disposer dans un plat, napper de béchamel et d'emmental et mettre au four 30 min.

☞ **Notre proposition :**

Ce plat contient déjà des légumes.

• Ce plat contient une demi-portion de matière grasse par personne. Vous avez le choix d'utiliser une autre demi-portion dans les autres plats du repas, soit une noisette de beurre (5 g) ou une cuillère à café d'huile ou une cuillère à soupe rase de crème fraîche entière (15 g) ou deux de crème fraîche allégée (30 g).

Notre suggestion de féculent pour le plat complet de l'étape « pleine forme » : le boulghour ou le blé précuit (Ebly) se marient particulièrement bien avec la sauce de ce plat.

Les légumes

Tomates à la provençale (2 personnes)

4 belles tomates (ou plus si le cœur vous en dit...)
1 botte de persil
2 biscottes
4 belles gousses d'ail

Couper les tomates en deux. Hacher le persil et l'ail, réduire les biscottes en miettes et les mélanger au hachis. Parsemer les demi-tomates avec ce mélange, saler, poivrer et mettre au four sous le gril th. 8 pendant 10 min.

☞ **Notre proposition :**

Pour réaliser cette recette avec de la matière grasse, procéder de même, mais verser un filet d'huile d'olive sur les tomates avant de les enfourner (l'équivalent d'une cuillère à soupe par personne).

Notre suggestion de féculent pour le plat complet de l'étape « pleine forme » : les tomates à la provençale sont une merveille avec un plat de pâtes (spaghettis, tagliatelles, etc.).

Ratatouille (2 personnes)

6 tomates
1 courgette de taille moyenne
1 aubergine
2 poivrons (1 rouge et 1 vert)
2 oignons
4 gousses d'ail
Bouquet garni (branche de persil, thym, laurier, ficelés)
Origan, sel, poivre

Couper les tomates[1] en gros tronçons. Couper la courgette, l'aubergine et les poivrons en dés. Émincer les oignons, hacher les gousses d'ail. Dans une cocotte à revêtement antiadhésif, faire revenir les oignons avec un peu d'eau, puis ajouter tous les légumes, le bouquet garni et l'origan. Saler et poivrer, et laisser mijoter à couvert pendant environ 1 heure. Les légumes doivent être fondants. Rectifier l'assaisonnement.
Vous pouvez utiliser également pour gagner du temps des tomates déjà concassées vendues dans le commerce.

☞ Notre proposition :

Pour réaliser cette recette avec de la matière grasse, choisir de préférence l'huile d'olive. Prévoir 2 cuillères à soupe pour les quantités énoncées. Faire revenir alors chaque légume dans un peu d'huile, puis les retirer du feu : procéder de cette façon pour les courgettes, l'aubergine, les poivrons et les oignons. Ensuite, remettre tous les légumes dans la cocotte, et ajouter en dernier les tomates, puis l'ail, les épices et le bouquet garni.

Notre suggestion de féculent pour le plat complet de l'étape « pleine forme » : la ratatouille s'accorde avec de nombreux féculents, car elle est onctueuse et leur donne beaucoup de moelleux. Vous avez le choix entre le riz, les pâtes, la semoule, les légumes secs, le blé ou bien les pommes de terre vapeur.

---

1. Si vous désirez ôter la peau des tomates, reportez-vous à la page 265.

Les desserts

Pommes meringuées aux fruits rouges (4 personnes)

4 pommes
2 blancs d'œuf
1 cuillère à soupe d'aspartame
400 g de fruits rouges (fraises, framboises, groseilles, myrtilles, etc.)

Préchauffer le four th. 6.

Couper chaque pomme en deux, retirer le cœur. Les disposer dans un plat et mettre au four th. 6 pendant 30 min.

Faire une compote de fruits rouges : les faire cuire à feu doux avec 5 cl d'eau et la moitié de l'aspartame pendant 5 min.

Faire une meringue : monter les blancs en neige ferme et mélanger délicatement l'autre moitié d'aspartame.

Une fois les pommes cuites, les napper de fruits rouges et de meringue, baisser le four th. 3 et cuire sous le gril 15 min.

Brochette de fruits à la menthe (4 personnes)

200 g fraises
200 g kiwis
200 g pêches
1 cuillère à soupe d'aspartame en poudre
Le jus d'une orange
Menthe fraîche
4 pics

Laver les fruits et les éplucher. Les couper en cubes et les enfiler sur des pics.

Mélanger le jus d'orange avec l'aspartame et quelque feuilles de menthe fraîche ciselée. Arroser les fruits de ce mélange, couvrir et laisse reposer au réfrigérateur pendant 1 heure.

Flan aux poires (4 personnes)

250 ml de lait écrémé
2 œufs
2 poires
1 gousse de vanille
2 cuillères à soupe d'édulcorant en poudre supportant la chaleur (Kara)

Faire infuser la gousse de vanille dans le lait bouillant. Peler, épépiner et couper les poires en petits cubes. Les disposer dans un plat légèrement huilé allant au four. Mélanger le lait infusé, les œufs et l'édulcorant. Verser sur les poires et faire cuire au four th. 6 pendant 30 min. Vous pouvez réaliser ce flan avec d'autres fruits : pommes, cerises, prunes, etc.

Mousse à la pêche (2 personnes)

2 pêches
100 g de fromage blanc à 0 % de matière grasse
1 blanc d'œuf
1 cuillère à soupe d'édulcorant en poudre

Mixer les pêches avec le fromage blanc et l'édulcorant. Monter le blanc en neige et l'incorporer délicatement au mélange précédent. Laisser prendre au réfrigérateur et servir bien frais.

Fruits pochés (2 personnes)

300 g de fruits (2 poires, ou 2 pommes, ou 4 abricots, ou 4 prunes, ou 3 rondelles d'ananas frais)
1 bâton de vanille
1 cuillère à soupe de cannelle
1 cuillère à soupe de muscade
1 citron
1 cuillère à soupe d'édulcorant en poudre

Faire bouillir 1/4 de litre d'eau avec les épices, la vanille et le jus de citron. Y pocher les fruits entiers et pelés pendant environ 10 min à feu doux. Sucrer le jus légèrement refroidi avec l'édulcorant. Servir avec du fromage blanc parfumé à la cannelle, un lait vanillé. Vous pouvez aussi jouer dans l'originalité et utiliser de l'anis étoilé (ou badiane) qui donnera une saveur légèrement anisée à vos fruits.
Vous pouvez aussi obtenir des poires au vin rouge en remplaçant l'eau par 1/4 de litre de vin rouge et en prolongeant la cuisson de 30 min.
Pour une cuisson plus rapide au micro-ondes : faire d'abord bouillir l'eau avec les épices pendant 2 à 3 min à la puissance maximale. Puis y plonger les fruits et recuire pendant encore 3 à 4 min. Puis procéder de même que précédemment.

Pommes au four aux framboises (2 personnes)

2 pommes
50 g de framboises
2 cuillères à café de cannelle
1 cuillère à soupe d'édulcorant en poudre supportant la chaleur (Kara)

Ôter le cœur des pommes en les gardant entières. Mélanger les framboises avec la cannelle et l'édulcorant. Garnir le cœur des pommes avec ce mélange et mettre au four chaud th. 6 pendant environ 30 min.

Poires pochées à l'orange (2 personnes)

2 poires
2 oranges
Cannelle
1 gousse de vanille
Facultatif : 1 cuillère à soupe d'édulcorant en poudre

Extraire le jus des oranges. Le verser dans une casserole et y ajouter les poires coupées en deux et épépinées, ainsi que la cannelle et la gousse de vanille. Faire cuire à feux doux pendant 20 min. À la fin de la cuisson, vous pouvez ajouter de l'édulcorant en poudre si vous le souhaitez.
Cette recette peut se déguster tiède ou froide. Vous pouvez aussi la réaliser avec d'autres fruits comme des pommes, des pêches, des fraises, etc.

Fruits d'hiver à la cannelle (4 personnes)

1 pomme
1 poire
1 orange
150 g de rhubarbe fraîche
Cannelle

Peler et couper les fruits en dés. Les répartir sur 4 carrés de papier aluminium, parfumer avec la cannelle, refermer les papillotes et mettre au four chaud th. 6 pendant 30 min. Déguster tiède ou froid.

Salade d'agrumes à la menthe (3 personnes)

1 orange
1 pamplemousse
3 clémentines
Menthe fraîche

Peler les fruits et prélever les quartiers (sans leur peau). Disposer sur 3 assiettes, et parsemer de menthe fraîche ciselée. Si la saveur est trop acide, vous pouvez ajouter de l'édulcorant en poudre.

Lait vanillé (1 personne)

250 ml de lait demi-écrémé
1 gousse de vanille
Facultatif : 1 cuillère à café d'édulcorant en poudre

Amener le lait à ébullition avec la gousse de vanille, puis fermer le feu, mettre un couvercle et laisser infuser pendant 20 min. Ce lait peut se boire tiède ou froid, sucré ou non avec un édulcorant en poudre.

Lait chaud à la cannelle (1 personne)

250 ml de lait demi-écrémé
1 cuillère à café de cannelle
Facultatif : 1 cuillère à café d'édulcorant en poudre

Amener le lait à ébullition avec la cannelle, puis fermer le feu, couvrir et laisser tiédir pendant 15 min. Vous pouvez, si vous le souhaitez, ajouter de l'édulcorant en poudre une fois le mélange tiédi.

Lait parfumé au thé (1 personne)

250 ml de lait demi-écrémé
1 sachet de thé
Facultatif : 1 cuillère à café d'édulcorant en poudre

Amener le lait à ébullition. Hors du feu, faire infuser le thé quelques minutes. Sucrer ou non avec l'édulcorant.

Lait frais à la menthe (1 personne)

250 ml de lait demi-écrémé
5 feuilles de menthe fraîche
Facultatif : 1 cuillère à café d'édulcorant en poudre

Amener le lait à ébullition avec les feuilles de menthe. Couvrir et laisser sur feu doux pendant environ 5 min. Puis laisser refroidir et servir très frais, sucré ou non avec de l'édulcorant en poudre.

Fromage blanc à la cannelle (1 personne)

100 g de fromage blanc à 0 % ou à 20 % de matière grasse
1 cuillère à soupe de lait demi-écrémé
1 cuillère à café de cannelle
Facultatif : 1 cuillère à café d'édulcorant en poudre

Faire bouillir le lait avec la cannelle. Laisser refroidir, puis incorporer au fromage blanc. Sucrer avec l'édulcorant en poudre.

Fromage blanc vanillé (1 personne)

100 g de fromage blanc à 0 % ou à 20 % de matière grasse
1 cuillère à soupe de lait demi-écrémé
1 gousse de vanille
Facultatif : 1 cuillère à soupe d'édulcorant en poudre

Couper la gousse de vanille en deux et prélever les petits grains noirs. Faire bouillir le lait avec la gousse et les grains de vanille. Laisser refroidir, ôter la gousse, puis incorporer au fromage blanc. Sucrer avec l'édulcorant en poudre.

Bavarois à la vanille (4 personnes)

250 ml de lait écrémé
200 g de fromage blanc à 0 % ou à 20 % de matière grasse
2 œufs entiers + 1 jaune
1 gousse de vanille
5 feuilles de gélatine
Environ 4 cuillères à soupe d'édulcorant en poudre

Mettre les feuilles de gélatine à ramollir dans un bol d'eau froide. Dans un saladier, fouetter les 3 jaunes d'œufs. Couper la gousse de vanille en deux. Amener le lait à ébullition avec la gousse de vanille. Verser alors le lait bouillant sur les jaunes d'œufs, mélanger, et remettre sur feu doux jusqu'à épaississement du mélange (celui-ci arrive généralement au moment où la mousse, qui se trouve à la surface, disparaît) en remuant constamment. Retirer ensuite la gousse de vanille. Hors du feu, ajouter la gélatine égouttée, le fromage blanc et l'édulcorant. Battre les 2 blancs d'œufs en neige, les incorporer au mélange refroidi. Mettre dans un moule à manqué et laisser au réfrigérateur pendant une nuit.

☞ Notre proposition :

Ce bavarois est délicieux avec un coulis de fruits rouges (fraises, framboises ou myrtilles, mixés avec de l'édulcorant en poudre et éventuellement quelques feuilles de menthe fraîche). Vous pouvez aussi le réaliser avec du jus de citron à la place de la vanille : dans ce cas, ajouter à la fin, dans le mélange froid, le jus d'un citron.

Bibliographie abrégée

ANDERSON J. et col., « Long-term weight-loss maintenance : A meta-analysis of US studies », *Am. J. Clin. Nutr.*, 2001, 74, p. 579-584.

APFELBAUM M., FRICKER J., IGOIN-APFELBAUM L., « Low and very-low-calorie diet », *Am. J. Clin. Nutr.*, 1987, 45, p. 1126-1145.

ASTRUP A., RÖSSNER S., « Lessons from obesity management programs : Greater initial weight loss improves long-term maintenance », *Obesity Reviews*, 2000, 1, p. 17-19.

FRICKER J., *Abrégé d'obésité*, Paris, Masson, 1995.

FRICKER J., APFELBAUM M., « Le métabolisme de l'obésité », *La Recherche*, 1989, 20, p. 201-208.

HOLT S.H. *et al.*, « A satiety index of common foods », *Eur. J. Clin. Nutr.*, 1995, 49, p. 675-690.

KANT A.K., « Consumption of energy-dense, nutrient-poor foods by adults Americans : Nutritional and health implications », *Am. J. Clin. Nutr.*, 2000, 72, p. 929-936.

PEKKARINEN T., MUSTAJOKI P., « Comparison of behaviour therapy with and without very-low-energy diet in the treatment of morbid obesity. A 5-year outcome », *Arch. Intern. Med.*, 1997, 157, p. 1581-1585.

POPPITT S.D. *et al.*, « Long-term effects of ad libidum low-fat, hight-carbohydrate diets on body weight and serum lipids in overweight subjects with metabolic syndrome », *Am. J. Clin. Nutr.*, 2002, 75, p. 11-20.

ROLLS B.J. *et al.*, « Increasing the volume of a food by incorporating air affects satiety in men », *Am. J. Clin. Nutr.*, 2000, 72, p. 361-368.

STUBBS R.J. *et al.*, « Covert manipulation of dictary fat and energy density : Effect on substrate flux and food intake in men eating ad libitum », *Am. J. Clin. Nutr.*, 1995, 62, p. 316-329.

TOUBRO S., ASTRUP A., « Randomised comparison of diets for maintaining obese subjects' weight after major weight loss : Ad lib, low fat, high carbohydrate diet v fixed energy intake », *BMJ*, 1997, 314, p. 29-34.

WADDEN T.A., *Eating Disorders and Obesity*, New York, Guilford, 1995.

WEINSIER R.L. *et al.*, « Do adaptative changes in metabolic rate favor weight regain in weight-reduced individuals ? An evaluation of the set-point theory », *Am. J. Clin. Nutr.*, 2000, 72, p. 1088-1094.

WESTENHOEFER J., STUNKARD A. J. et PUDEL V., « Validation of the flexible and rigid control dimensions of dietary restraint », *Int. J. Eat Disord.*, 1999, 26 (1), p. 53-64.

DU MÊME AUTEUR
CHEZ ODILE JACOB

Jacques Fricker (avec Luc Cynober), *La Vérité sur les compléments alimentaires*, 2010.

Jacques Fricker (avec Anne Deville), *Bien cuisiner les saveurs du monde*, 2009.

Jacques Fricker (avec Dominique Laty), *Les Meilleurs Régimes du monde*, 2008.

Jacques Fricker, *Simple comme maigrir*, 2008.

Jacques Fricker (avec Anne Deville), *Cuisiner vite et bon. La bonne cuisine minceur*, 2007.

Jacques Fricker (avec Philippe Conticini), *Desserts en fête*, 2007.

Jacques Fricker, *Le Régime liberté*, 2007.

Jacques Fricker, *Manger pour bien maigrir*, 2005.

Jacques Fricker, *Être mince, en bonne santé et bien dans sa peau*, 2004.

Jacques Fricker, *Le Nouveau Guide du bien maigrir*, 2002.

Jacques Fricker, *Bien manger pour être au top. Cœur, cerveau, santé*, 2002.

Jacques Fricker, *Le Régime sur mesure*, 2001.

Jacques Fricker, *Maigrir en grande forme*, 1999 ; « Poches Odile Jacob », 2002.

Jacques Fricker (avec Philippe Conticini), *Desserts en liberté. Le plaisir en gardant la forme*, 1999.

Jacques Fricker (avec Anne-Marie Dartois, Marielle du Fraysseix), *Le Guide de l'alimentation de l'enfant*, 1998.

Jacques Fricker, *La Cuisine du bien maigrir. De la forme à la santé*, 1998.

CET OUVRAGE A ÉTÉ TRANSCODÉ
ET MIS EN PAGES CHEZ NORD COMPO (VILLENEUVE-D'ASCQ)
ET ACHEVÉ D'IMPRIMER SUR ROTO-PAGE
PAR L'IMPRIMERIE FLOCH À MAYENNE
EN FÉVRIER 2010

N° d'impression : 75984
N° d'édition : 7381-2405-X
Dépôt légal : mars 2010

Imprimé en France